Männer der Medizin

Kurzbiographien

Zusammengestellt von

DR. MED. OTTO HELFER
Oberregierungsmedizinalrat

unter Mitwirkung von

BERTHA KABOTH
Oberin

WALTER DE GRUYTER & CO. · BERLIN
1955

Vorwort

Das vorliegende Buch soll während der Ausbildungszeit allen Schwesternschülerinnen, dem Pflegepersonal und auch den Studenten der Medizin einen kurzgefaßten Überblick über die bedeutendsten Ärzte, Chemiker, Physiker und Naturheilkundler vermitteln, die sich um die Entwicklung der Medizin besonders verdient gemacht haben und die jedem, der sich mit dem Studium der Heilkunde befaßt, zu irgendeinem Zeitpunkt mal begegnen. Eine derartige Auswahl, die sich auf die wichtigsten Persönlichkeiten beschränken mußte, wird kaum völlig objektiv sein können, sie wird immer unter bestimmten subjektiven Gesichtspunkten getroffen werden. So soll das Büchlein keinen Anspruch auf Vollständigkeit erheben, wie auch die einzelnen Persönlichkeiten nur in großen Zügen erwähnt werden konnten, um die beabsichtigte Kurzfassung dieser biographischen Zusammenstellung zu gewährleisten. Zum evtl. eingehenderen Studium wird auf die Literaturangaben verwiesen.

Möge dem Leser dieses Büchleins bewußt werden, was die Männer der Medizin — einer auf den Forschungen des anderen fußend — für gewaltige Leistungen im Kampf gegen die Krankheit und für die Gesundheit der Menschen vollbracht haben und immer noch vollbringen.

Berlin, Sommer 1955

O. Helfer
B. Kaboth

Männer der Medizin

Eine Zusammenstellung
von Kurzbiographien für Studenten der Medizin
und Heilhilfspersonen

Äskulap, griech. **Asklepios,** griechischer Gott der Heilkunde, Sohn des Apollon, ursprünglich ein thessalischer Heilheros, dessen Kult sich durch ganz Griechenland verbreitete. Er wird bereits von Homer erwähnt. 420 v. Chr. in Athen eingeführt, kam er in der Gestalt seines heiligen Tieres, der Schlange, aus Anlaß einer Pest im Jahre 293 v. Chr. nach Rom. Anfangs vor Altären unter freiem Himmel oder in Höhlen verehrt, wurden dem Gott an vielen Orten Griechenlands Tempel errichtet, vor allem in Epidauros. Der Gott verkündete dem Kranken die Heilmittel im Traum, den die Priester auslegten. Äskulap wird seit dem 5. Jahrhundert v. Chr. auf Reliefs und in Marmorstatuen als ein in den Mantel gehüllter bärtiger Mann, auf den von der heiligen Schlange umzingelten Stab gestützt, dargestellt. Die um einen Stab sich ringelnde Schlange ist auch heute noch das äußere Sinnbild des Arztes.
Als Nachkommen des Äskulap bilden Ärzte, die in Verbindung mit Priestern bei den Heiligtümern des Gottes Kranke behandeln, ihren Nachwuchs in den Asklepiadenschulen aus, unter denen die Schulen von Rhodos, Kroton, Kyrene und Knidos zu besonderem Ansehen gelangten. Neben der Priesterschaft bildete sich allmählich ein freier Ärztestand aus.

Literatur: K. A. Neugebauer: Asklepios (1921); H. E. Sigerist: Große Ärzte (3. Aufl. 1954).

*

Hippokrates, griechischer Arzt, der um 460 v. Chr. auf der Insel Kos geboren und 377 in Larissa (Thessalien) gestorben sein soll. Wir wissen von Hippokrates nichts, als daß er gelebt hat, ein berühmter Arzt und ärztlicher Lehrer war. Er ist der Schöpfer der vom Hippokratismus vertretenen wissenschaftlichen und ärztlichen Auffassungen, die die klassische

Zeit der antiken Medizin verkörpern. In der hippokratischen Schriftensammlung (Corpus Hippokraticum), die ihre Wurzeln in den griechischen Asklepiadenschulen hat, sind diese Auffassungen niedergelegt. Sie sind gekennzeichnet durch die natürliche Begründung der Medizin unter Ablehnung alles Krankheits- und Heilzaubers, ohne das Göttliche im biologischen und pathologischen Geschehen und in der Heilung zu leugnen. Es werden bereits ausgezeichnet die Krankheitserscheinungen beschrieben, ebenso herrschen hinsichtlich der Therapie schon sehr vernünftige Anschauungen. So wird die Behandlung des ganzen Menschen bereits erstrebt und für die Erhaltung und Stärkung der natürlichen Körperkräfte eine entsprechende diätetische Ernährung empfohlen. Auch die Chirurgie zeigt schon eine hohe Ausbildung. Durch den Hippokratismus wird dem Arzt der richtige Weg gewiesen, der wissenschaftliches Denken mit gediegener ärztlicher Erfahrung, guter Beobachtungsgabe, großer ärztlicher Kunst und hohem ärztlich-menschlichem Ethos verbindet. Der Name Hippokrates ist seit je Symbol für den idealen Arzt und der Eid des Hippokrates ist in seinem sittlichen Gehalt noch heute für den Arzt gültig.

Literatur: J. Hirschberg: Vorlesungen über hippokratische Heilkunde (1922); M. Pohlenz: Hippokrates und die Begründung der wissenschaftlichen Medizin (1938); P. Diepgen: Hippokrates, 9 (1938); H. E. Sigerist: Große Ärzte (3. Aufl. 1954).

*

Galenus von Pergamon (129 bis etwa 199), neben Hippokrates der bedeutendste Arzt der Antike, war nach der Ausbildung zunächst Gladiatorenarzt in Pergamon und später Arzt der römischen Aristokratie und des Kaisers Marc Aurel. Sehr belesen und schriftstellerisch ungemein fruchtbar (gegen 500 Schriften), hat er das gesamte medizinische Wissen in ein System zusammengefaßt, das länger als ein Jahrtausend die Welt beherrschen sollte. Anatomie und Physiologie bildeten für ihn die Grundlage der Medizin. Galen formulierte die Lehre von der Blutbewegung, die bis Harvey maßgebend blieb. Seine Pathologie beruht auf der hippokratischen Säftelehre. Bei der Diagnose legte er Wert auf die Untersuchung des Pulses und des Harnes und bei der Behandlung bekämpfte er die Krankheitserscheinungen durch ihnen entgegengesetzt wirkende Mittel (später „Allopathie" genannt). Als Hippokratiker zeigte er für Hippokrates höchste Verehrung und griff daher zur Errichtung seines Systems alle theoretischen Ansatzpunkte aus den hippokratischen Schriften auf. Die Vorstellungen der Hippokratiker lebten nun in galenischer Prägung weiter. Neben medizinischen hat er auch mathematische und philosophische Schriften verfaßt. Hochbetagt starb er um das Jahr 199.

Literatur: J. Iberg: Aus Galens Praxis; ein Kulturbild aus der römischen Kaiserzeit (1905); P. Diepgen: Geschichte der Medizin ,I (1949); H. E. Sigerist: Große Ärzte (3. Aufl. 1954).

*

Paracelsus, Theophrast von Hohenheim (1493—1541), Sohn des Arztes Wilhelm Bombast von Hohenheim. Als Zehnjähriger von Einsiedeln nach Villach (Kärnten) umgesiedelt, besuchte er die Bergschule, erlernte die Scheidekunst und nahm das ärztliche Studium in Ferrara auf; dort promovierte er auch. Er latinisierte seinen Namen nach Humanistenart und nannte sich Paracelsus. Nach schweren Kämpfen wegen seiner neuen Ansichten in der Heilkunde — 1526 in Straßburg und 1527 in Basel — führte ihn der Weg über Kolmar, St. Gallen, Amberg, Innsbruck und Meran (1534) weiter über Ulm, Augsburg nach Ungarn und Mähren und schließlich nach Salzburg.

Paracelsus war seinem Wesen nach ein mittelalterlicher Mensch von gottinniger Gläubigkeit. Als Naturforscher und Arzt steht er zwischen Spätmittelalter und beginnender Neuzeit. Seine Grundüberzeugung ist der Glaube an die wunderbare Selbsthilfe der Natur. Der Arzt habe die heilige Sendung, das „von Gott verliehene Amt“ zu fördern, er habe dort einzugreifen und anzufangen, wo die vis vitalis, die Lebenskraft, erlahme. Der tiefste Sinn des ärztlichen Helfers sei die Liebe. Er wird zum Reformator der Medizin, indem er an die Stelle des stofflichen Denkens der von ihm abgelehnten Humoralbiologie und -pathologie des Mittelalters eine chemisch-biologische, dynamische Auffassung des Lebens und der Krankheit setzt. Paracelsus verachtet jeden Autoritätenglauben, vertraut nur der eigenen Erfahrung, ist ein Stürmer und Dränger, der es mit den meisten Menschen verdirbt; ein rastloser Gottsucher, der die Krankheit auch von ihrer metaphysischen Seite erfaßt und damit einen ungeheuer weiten Horizont vor dem Arzte auftut, ohne von seinen Zeitgenossen verstanden zu werden. Es ist ein großes Verdienst von Paracelsus, die Chemie der Therapie dienstbar gemacht zu haben; er bekämpfte erbittert die herkömmliche Arzneimittelbehandlung mit ihren verschiedenen Pflanzengemischen. Er hat eine Anzahl bedeutender Schriften verfaßt. Die Schwierigkeiten, die sich ihm überall entgegenstellten, ließen ihn frühzeitig altern, so daß er bereits am 24. 9. 1541 in Salzburg starb. Auf seinem Grabstein soll zu lesen sein, daß er Aussatz, Gicht und Wassersucht geheilet und den Armen sein Geld gegeben habe.

Literatur: Strunz: Theophrastus Paracelsus und die Lehre vom Leben (1930); Spunda: Paracelsus (1925); Will Erich Peukert: Leben, Künste und Meinungen des viel beschrieenen Paracelsus (1928); Gundolf: Paracelsus (1928); Ernst Darmstädter: Arznei und Alchemie, Paracelsusstudien (1931); K. Sudhoff: Paracelsus, ein deutsches Lebensbild aus den Tagen der Renaissance (1936); H. E. Sigerist: Große Ärzte (3. Aufl.).

*

Vesalius, Andreas (1514—1564), von deutscher Abstammung aus Wesel, studierte in Paris und Padua, wo er zum Dokter promovierte und einen Tag danach zum Professor der Anatomie und Chirurgie im Alter von 23 Jahren berufen wurde.

In seinem Hauptwerk „De corporis humani fabrica“ bringt er eine gründliche Revision der Anatomie auf Grund seiner Studien an menschlichen Leichen, nachdem bis zu diesem Zeitpunkt die Anatomie Galens, der die Tieranatomie, besonders die Anatomie der Affen zu Grunde lag, allein Gültigkeit hatte. Als kaiserlicher Leibarzt Karls V., später Philipp II. geht er in die Praxis. Sein Werk findet teils begeisterte Bewunderung, teils Ablehnung, da Verteidiger für Galen den Neuerer mit Schmähungen überschütten. Schließlich setzt sich sein Werk doch durch. Auf der Rückreise von einer Pilgerfahrt starb er bereits im Alter von 50 Jahren. Vesal hat den Ruhm, das erste vollständige Lehrbuch der menschlichen Anatomie, das die Geschichte kennt, geschrieben zu haben. Er und Paracelsus haben, jeder auf seine Art, durch sachliche Widerlegung die Autorität Galens erschüttert und mit der Erneuerung der Medizin auf der Grundlage naturwissenschaftlicher Beobachtung und Forschung begonnen.

Literatur: Archiv für Geschichte der Medizin, Bd. 21 (1929); H. Cushing: A Bio-bibliographie of Andreas Vesalius (N. Y. 1943); H. E. Sigerist: Große Ärzte (3. Aufl. 1954).

*

Paré, Ambroise (1517—1590), berühmtester Chirurg des 16. Jahrhunderts, der die Chirurgie in Frankreich durch eine große Zahl neuer Beobachtungen und Operationsverfahren erneuerte und die Geburtshilfe durch Ärzte einführte. Er trat für eine schonende Behandlung aller Schußwunden ein, die man früher für vergiftet hielt, weshalb sie mit heißem Öl ausgegossen wurden. Sein Hauptverdienst ist die systematische Ausbildung der Gefäßunterbindung statt der Glüheisen- und Stypticabehandlung. Daneben verbesserte er die Trepanation, die Amputationen und die Operationen an den Gelenken; auch vereinfachte er die Behandlung der Knochenbrüche und Verrenkungen. Früher wartete man mit den Amputationen bis die Gangrän eingetreten war.

Paré war ein einfacher Mann aus dem Volke, ein Handwerker, wie die meisten Chirurgen damals. Latein hatte er nie gelernt; die Schriften der Alten waren ihm verschlossen. Aber sein großes chirurgisches Talent, durch das er auf vielen Feldzügen schon frühzeitig auffiel, sowie seine hervorragende Beobachtungsgabe gestatteten ihm, die neuen Erkenntnisse zu gewinnen. Schriftstellerisch trat er oft hervor; so hat er 1545 eine seiner bekanntesten Schriften „Über die Behandlung der Schußwunden" verfaßt. Paré steht an der Schwelle der neueren Chirurgie. Es ist in erster Linie seinem Wirken zuzuschreiben, daß Frankreich während mehrerer Jahrhunderte auf diesem Gebiet führend blieb.

Literatur: Le Paulmier: Ambroise Paré (1884); Paget: A. Paré and his times (1897); Haberling: Dtsch. med. Wschr., 37. Jahrgang (1911); C. d'Escheriennes: La vie d'Ambroise Paré (1930); H. E. Sigerist: Große Ärzte (3. Aufl. 1954).

*

Harvey, William (1578—1657), englischer Anatom und Chirurg, studierte in Padua und promovierte dort 1602. Neben der später in London aufgenommenen Praxis und der Tätigkeit an einem Krankenhaus ließ ihn das Problem der Blutbewegung nicht zur Ruhe kommen. Durch Berechnung der durch das Herz in einer Stunde hindurchgehenden Blutmenge, durch Betrachtung der Anatomie des Herzens sowie durch Beobachtung an gestauten Venen kam ihm die Erkenntnis vom Kreislauf des Blutes. So entdeckte er, gestützt auf zahlreiche, jahrelang fortgeführte exakte Tierversuche, physiologische Experimente, Leichenbeobachtungen, klinische Erfahrungen und mathematische Berechnungen den großen und kleinen Blutkreislauf. 1628 veröffentlichte er seine Schrift „Exercitatio anatomica de motu cordis et sanguinis in animalibus" (Anatomische Lehre von der Bewegung des Herzens und Blutes in Lebewesen), wodurch die bis dahin herrschende galenische Auffassung abgelöst wurde. Da Harvey die Kapillaren noch nicht kannte (s. Malpighi), nahm er an, daß der

Übergang des Blutes vom Ende der Arterien zum Anfang der Venen durch Anastomosen stattfindet. Ferner befaßte sich Harvey mit dem Problem der Embryologie. Studien an bebrüteten Hühnereiern, trächtigen Hirschkühen und Rehen brachten ihn zu der Überzeugung: „Omne vivum ex ovo" (alles Lebendige kommt aus dem Ei), ohne den Glauben an die Urzeugung niedriger Lebewesen völlig aufzugeben.

Literatur: R. Willis: William Harvey (1878); R. B. H. Wyatt: William Harvey, London (1924); H. E. Sigerist: Große Ärzte (3. Aufl. 1954).

*

Glisson, Franz (1597—1677), englischer Anatom und Professor in Cambridge, später praktischer Arzt in London. Neben den Forschungen über die Leber (Glissonsche Kapsel) beschrieb er 1650 erstmalig die Rachitis und erfand verschiedene orthopädische Apparate zur Behandlung von Deformitäten, u. a. die Glissonsche Schlinge. Durch seine Lehre von der „Irritabilität" (Anregung zu einer Tätigkeit durch äußere Einflüsse) der belebten Faser erscheint er als der Vorgänger Hallers.

*

Sydenham, Thomas (1624—1689), praktischer Arzt in London, wird als der größte Praktiker des 17. Jahrhunderts bezeichnet. Er führte die Medizin abseits aller Systeme und Theorien durch die Erfahrung am Krankenbett und ihre Bedeutung für die ärztliche Kunst zum Hippokratismus zurück, aber nicht im Sinne des Autoritätsglaubens, sondern der selbständigen Beobachtung. Sydenham litt seit seinem 30. Lebensjahr an der Gicht und gab eine klassisch gewordene Schilderung dieser Krankheit. Er erwarb sich große Verdienste um die Epidemiologie, indem er die Masern, die Pocken, die Ruhr und die Syphilis beschrieb und dabei bestimmte Gesetzmäßigkeiten im Verlauf der Seuchen annahm. Sydenham entdeckte die spezifische Wirkung der Chinarinde gegen die Malaria und beschrieb als erster den Veitstanz, die Chorea minor. Er schrieb aus der Praxis heraus die Geschichte von Krankheiten und lag mit seinen Grundsätzen auf der direkten Entwicklungslinie unserer modernen Medizin.

Literatur: H. Andrae: Über die Medizin Thomas Sydenhams (1900); G. Sticher: Thomas Sydenham (Klin. Wschr. Jg. 3, 1924); David Riesmann: Thomas S. cliniciar (New York 1926); O. Temkin: Die Krankheitsauffassung von Hippokrates und Sydenham in ihren „Epidemien“ (Arch. Gesch. Med., Bd. 20, 1928); H. E. Sigerist: Große Ärzte (3. Aufl.).

*

Malpighi, Marcello (1628—1694), Professor der Anatomie in Bologna, Pisa und Messina, lieferte den Schlußstein für Harveys Lehre vom Blutkreislauf durch die Feststellungen am Mesenterium des Frosches, daß die Endigungen der Arterien und Venen durch haarfeine, netzartig angeordnete Gefäße, die Kapillaren, verbunden sind. Er bediente sich bei diesen Untersuchungen einfacher Mikroskope, die eine bis 180fache Vergrößerung gaben. Ferner hat er zahlreiche anatomische und naturwissenschaftliche Abhandlungen verfaßt, die wichtige Beobachtungen enthalten. So tragen mehrere seiner Entdeckungen seinen Namen wie z. B. die Malpighischen Körperchen der Milz (lymphoide Zellen, die die Scheiden der kleinsten Arterien umhüllen), die Malpighischen Gefäßknäuel der Niere und das Malpighische Schleimhautnetz, rete Malpighi, (Keimschicht) der Haut.

Literatur: M. Cardini, Malpighi (1927); F. Franchini; Marcello Malpighi (1930); H. E. Sigerist: Große Ärzte (3. Aufl. 1954).

*

van Leeuwenhoek, Antony (1632—1723), ein holländischer Dilettant in Delft, war von der Leidenschaft besessen, Gläser zu Linsen zu schleifen, nachdem holländische Brillenmacher das Fernrohr erfunden hatten und Galilei daraus das zusammengesetzte Mikroskop konstruiert hatte. Durch seine feingeschliffenen Linsen besah sich Leeuwenhoek alles, was er erlangen konnte. Auf Grund seiner intensiven Beobachtungen entdeckte er die Infusorien, den fibrillären Bau der Muskelfasern und die roten Blutkörperchen. Im Schwanze eines kleinen Fisches sah er — von allen Menscher der erste — den Kreislauf des Blutes als Bestätigung der Theorie Harveys. Er legte diese Entdeckungen der Royal Society in London vor. Sein besonderes Verdienst ist es, dem Mikroskop als wichtigstem Hilfsmittel in der naturwissenschaftlichen Forschung, insbesondere der anatomischen und physiologischen Forschung, den Weg bereitet zu haben. Der Entdecker der Mikroben starb hochbetagt im Alter von 91 Jahren.

Literatur: Paul de Kruif: Mikrobenjäger (5. Aufl. 1935).

*

v. **Graaf,** Regner (1641—1673), Arzt in Delft, hat sich große Verdienste um die Anatomie der Geschlechtsorgane erworben. Nach der Erkenntnis der Funktion des Ovariums entdeckte er 1672 die Follikelbläschen in der Eierstocksrinde, welche die Eier beherbergen (Graafsche Follikel). Noch keiner hatte vor ihm eine bessere Kenntnis der Geschlechtsorgane. Er führte im übrigen statt Cervix den Namen Vagina ein und hat erstmalig auf den Saft der Bauchspeicheldrüse hingewiesen.

*

Boerhaave, Hermann (1668—1738), holländischer Mediziner und Professor in Leyden, die die iatrophysikalischen und iatrochemischen Anschauungen verbindet und auf dem Boden der alten hyppokratischen Lehre steht, dabei aber die neugewonnenen anatomisch-physiologischen Kenntnisse berücksichtigt. Sein klinischer Unterricht wurde vorbildlich für alle übrigen medizinischen Schulen; er war ein ausgezeichneter Lehrer sowie ein hervorragender Arzt und Mensch. Sein hohes Arzttum erwarb ihm den Ruf einer der größten Ärzte aller Zeiten zu sein. Er hat eine große Anzahl bedeutender Schriften veröffentlicht.

Literatur: Internationale Gedenkschrift: Memoralia Hermann Boerhaave optimi medici (Haarlem 1939); P. Diepgen: Hermann Boerhaave und die Medizin seiner Zeit, Hippokrates, Bd. 10 (1939); H. E. Sigerist: Große Ärzte (3. Aufl. 1954).

*

Morgagni, Giovanni Battista (1682—1771), Assistent seines Lehrers Valsalva (Grundlegende Arbeiten über Blutentziehung bei Aneurysmen und über das Gehör, Valsalvascher Versuch) in Bologna, wurde Professor der Anatomie in Padua. Er trug durch sein Werk „Über Sitz und Ursachen der Krankheiten" den anatomischen Gedanken in die Pathologie, indem er auf Grund zahlreicher, streng wissenschaftlich bearbeiteter klinischer Fälle mit Obduktionsbefunden den anatomischen Sitz der Krankheiten in den Organen erkannte. Er wurde somit zum Begründer der pathologischen Anatomie als selbständige Disziplin.

Literatur: R. Virchow: Morgagni und der anatomische Gedanke (1894); H. E. Sigerist: Große Ärzte (3. Aufl. 1954).

*

Heister, Lorenz (1683—1758), bereiste nach seiner Ausbildung in Gießen, Amsterdam und Leyden England und wurde 1710 Professor der Anatomie und Chirurgie. Von ihm stammt das erste brauchbare Lehrbuch der Chirurgie in 2 Bänden mit guter anatomischer Grundlage und mit ausführlicher Darstellung des Instrumentariums sowie mit anschaulichen Operationsbildern. Das Buch ist in fast alle europäischen Sprachen übersetzt worden. Der Heistersche Mundsperrer ist noch heute allgemein im Gebrauch. Heister hat sich besonders noch dadurch verdient gemacht, daß er die in Frankreich erfundene Geburtszange unverzüglich nach Deutschland brachte und hier für ihre Verbreitung sorgte. Sein großes Verdienst liegt in der Rehabilitierung der Wundarzneikunst in Deutschland.

*

Werlhof, Paul Gottfried (1699–1767), kgl. Leibarzt in Hannover, der 1735 als erster den Morbus maculosus (Blutfleckenkrankheit), die sog. Werlhofsche Krankheit, in einer Monographie über die akuten Exantheme beschrieb. Er war ein Arzt von großer Gelehrsamkeit, der sich eines bedeutenden Ansehens erfreute.

Literatur: H. Rohlfs: Geschichte der deutschen Medizin, Bd. 1 (1875).

*

von Haller, Albrecht (1708—1777), Arzt und Dichter, in Bern geboren, war erst in London und Paris tätig, seit 1736 als Professor der Anatomie, Botanik und Chirurgie in Göttingen und seit 1753 wieder in der Schweiz. Er war ein Universalgenie und ist als Begründer der modernen Physiologie anzusehen. Er legte die Begriffe Irritabilität und Sensibilität fest. Unter Irritabilität versteht er die Eigenschaft bestimmter Organe, besonders der Muskeln, einen äußeren Reiz (mechanisch, thermisch, chemisch und elektrisch) durch Kontraktion zu beantworten; unter Sensibilität die Fähigkeit der Nervensubstanz, Reize zu leiten. Zum ersten Male wurde dadurch experimentell nachgewiesen, daß die Funktionen der Muskeln und Nerven weder physikalisch noch chemisch erklärt werden können, sondern vitale Funktionen sind. Er beschreibt in dem ersten Lehrbuch der Physiologie unserer medizinischen Literatur Ergebnisse seiner Untersuchungen über Gefäßsystem, Herzklappenmechanismus, Blutströmung, Resorption der Lymphgefäße und des Venensystems, Atmungsmechanismus, Stimmbildung usw. Neben bedeutenden botanischen Schriften verfaßte er eine bekannte Gedichtsammlung, darunter das philosophische Lehrgedicht „Die Alpen“. Haller wird als bedeutender deutscher Dichter zum wichtigsten Vorläufer der Gedankenlyrik Schillers. An die Stelle der Spekulationen der Systemetiker des 18. Jahrhunderts setzte Haller die wissenschaftlichen Tatsachen. Damit hatte eine neue Epoche in der Entwicklung der anatomisch-physiologischen Grundlagen der Medizin begonnen.

Literatur: A. Frey: A. von Haller und seine Bedeutung für die deutsche Literatur (1879), O. v. Greyerz: A. von Haller als Dichter (1902); St. D'Irsay: A. von Haller (1930), R. R. Beer: Der große Haller (1947); H. E. Sigerist: Große Ärzte (3. Aufl. 1954).

*

Auenbrugger, Leopold (1722—1809), ein Wiener Arzt, veröffentlichte 1761 seine „Neue Erfindung, um durch Beklopfen des menschlichen Brustkorbes Zeichen zur Erkennung verborgener Krankheiten der Brusthöhle zu gewinnen". Die Erfindung der Perkussion, die zunächst nicht beachtet und erst ein Jahr vor Auenbruggers Tod, nach 47 Jahren, von dem Leibarzt Napoleons Corvisart wieder ans Licht gezogen wurde, ist für die klinische Medizin von höchster Bedeutung.

Literatur: M. Neuburger: Faksimile und Biographie (1922); H. E. Sigerist: Große Ärzte (3. Aufl. 1954).

*

Hunter, John (1728—1793), englischer Anatom und Chirurg, Bruder des Anatomen, Chirurgen und Geburtshelfers William Hunter, der ein klassisches Werk über die Anatomie des schwangeren Uterus schrieb. John Hunter schuf die Basis der modernen Lehre von der Entzündung und gab der bisher vorwiegend handwerklichen Chirurgie eine wissenschaftliche Grundlage. Neben Arbeiten über Zahnkrankheiten schrieb er auch über die Syphilis, der harte Schanker ist nach ihm benannt und das Gubernakulum testis heißt auch Gubernakulum Hunteri.

Literatur: H. Paget: John Hunter, man of science and surgeon (1897); E. Radke: Das Leben des englischen Arztes John Hunter (Diss. Düsseldorf, 1941); H. E. Sigerist: Große Ärzte (3. Aufl. 1954).

*

Chopart, Francois (1743—1795), französischer Chirurg und Lehrer an der neuen, im Jahre 1750 der Akademie für Chirurgie in Paris angegliederten „Praktischen Chirurgenschule". Er hat die Exartikulation im Chopartschen Gelenk, das zwischen Calcaneus und Talus einerseits und Cuboideum und Naviculare andererseits liegt, angegeben.

*

Desault, Peter (1744—1795), Chefchirurg im Hotel Dieu in Paris, der die erste wirkliche chirurgische Klinik gründete. Er verbesserte die Behandlung der Knochenbrüche und Verrenkungen. Nach ihm ist ein Verband benannt, der bei einem Schlüsselbeinbruch angelegt wird. Zweck desselben ist, die nach unten hängende Schulter durch typische Bindentouren zu heben und in der richtigen Lage zu halten. Er hat auch die erste Unterbindung der Arteria axillaris gemacht.

*

Frank, Johann Peter (1745—1821), Professor der Psychologie und der medizinischen Polizei in Göttingen und Pavia. Als Generaldirektor des Medizinalwesens der österreichischen Lombardei reformierte er das Medizinalwesen grundlegend. Er leitete später das allgemeine Krankenhaus in Wien, wurde Professor an der Universität in Wilna, Leibarzt des russischen Kaisers in Petersburg und ging schließlich als Professor der inneren Medizin an die Universität Wien. Durch sein sechsbändiges Werk „System einer vollständigen medizinischen Polizei" wurde er der Begründer der wissenschaftlichen Hygiene.

Literatur: K. Doll: Dr. J. P. Frank (1909); K. E. F. Schmitz: Die Bedeutung J. P. Franks für die Entwicklung der sozialen Hygiene (1917); H. Haubold: J. P. Frank, der Gesundheits- und Rassenpolitiker des 18. Jahrhunderts (1939); H. E. Sigerist: Große Ärzte (3. Aufl. 1954).

*

Jenner, Edward (1749—1823), englischer Arzt. Die Pocken, eine der gefürchtetsten Infektionskrankheiten der damaligen

Zeit, forderten jährlich in Deutschland etwa 30000 Opfer. Nachdem man festgestellt hatte, daß eine leichte Erkrankung an Pocken eine Immunität hinterließ, wurden künstlich solche Erkrankungen bei Kindern hervorgerufen. Diese „Variolation" von Mensch zu Mensch war nicht ungefährlich, da hin und wieder auch Geimpfte an schweren Pocken erkrankten. Da war es Jenner, der dem Volksglauben nachging, daß Menschen, die auch die für sie ansteckende Krankheit der Kühe — die Kuhpocken — überstanden haben, von den Menschenblattern nicht befallen werden. Nach 20jähriger Beobachtung über Kuhpokkenübertragung und Impfschutz veröffentlichte er seine Entdeckung, die schnell in der ganzen Welt bekannt wurde. Durch die Kuhpockenvakzineübertragung wurde er zum Schöpfer der Schutzimpfung gegen die Pocken.

Literatur: I. Baron: The life and correspondence of Edward Jenner. 2 Bde. (1827—1838); Ch. Creighton: Jenner and Vaccination (1889); H. E. Sigerist: Große Ärzte (3. Aufl. 1954).

*

Parkinson, James (1755—1824), englischer praktischer Arzt in Mittelessex, der das Krankheitsbild der Paralysis agitans, auch Parkinsonsche Krankheit bezeichnet, beschrieben hat.

Literatur: Rowntree: James Parkinson (Bulletin of the Johns Hopkins Hospital Bd. 23, Baltimore 1912).

*

Hahnemann, Samuel (1755—1843), führte als praktischer Arzt zunächst ein unstetes Wanderleben in Mitteldeutschland. Bei Selbstversuchen nach dem Einnehmen von Chinarinde beobachtete er bei sich fieberhafte Erscheinungen. Er kam so zu der Überzeugung, daß die Arzneimittel dadurch heilen, daß sie eine den ursprünglichen Krankheitssymptomen ähnliche Arzneikrankheit erzeugen, wodurch die ursprüngliche Krankheit vernichtet wird. Die höchste Wirkung der Mittel wird aber erst durch die hochgradigsten Verdünnungen erreicht (Potenzierung durch Schütteln usw.). Er wurde zum Begründer der Homöopathie, die gleiches mit gleichem heilt (Similia similibus). Durch die neue Lehre zog er sich die Feindschaft besonders der Apotheker wegen der Selbstabgabe seiner Mittel zu und man hielt ihn für einen Zauberer und Kurpfuscher. Lange umstritten, hat sich die Homöopathie heute einen gleichberechtigten Platz neben der Allopathie erobert.

Literatur: R. Haehl: Samuel Hahnemann. Sein Leben und sein Schaffen, 2 Bde. (1922); R. Tischner: Geschichte der Homöopathie, 2. Teil (1934).

*

Hufeland, Christoph Wilhelm (1762—1836), Professor in Jena und Berlin, stand den verschiedenen Ärzteschulen objektiv gegenüber, er nahm nämlich das an, was ihm gut erschien. Er trat energisch für Jenner ein und gründete die noch heute bestehende, seinen Namen führende Gesellschaft (Hufeland-Goburek-Stiftung). Er behandelte u. a. Wieland, Herder, Goethe und Schiller und war auch ein bekannter volkstümlicher Schriftsteller. Von ihm stammt der Satz: „Nur ein guter Mensch kann ein guter Arzt sein."

Literatur: W. v. Brunn: Hufeland, Leibarzt und Volkserzieher (1940); H. Hertwig: Der Arzt, der das Leben verlängerte (1941).

*

Sauter, Johann (1766—1840), praktizierte, nachdem er die Chirurgie bei einem Wundarzt auf der Insel Reichenau erlernt hatte, später als Stadtphysikus in Konstanz. Er hat als erster 1822 die vaginale Totalexstirpation des nicht vorgefallenen Uterus wegen Krebs erfolgreich ausgeführt.

*

Larrey, Dominigue Jean (1768—1842), hat sich große Verdienste um die Kriegschirurgie erworben. Er war Napoleons erster Feldchirurg und setzte sich als Generalinspekteur des

Gesundheitswesens der französischen Armee für frühzeitige Amputationen noch während der Schlacht ein. Er sah im Feldzug 1812/14 die besten Erfolge bei allen Fällen, in denen in den ersten 24 Stunden amputiert worden war, und die schlechtesten Erfolge, wenn erst am 3.—5. Tag operiert wurde. Er veröffentlichte außerdem grundlegende Arbeiten über den Tetanus und die Exartikulation im Hüftgelenk.

Literatur: H. Werner: Jean Dominigue Larrey (1885).

*

Bichat, Xavier (1771—1802) Professor der Anatomie in Paris, ist der Begründer der normalen und pathologischen Histologie. Er verlegte den Sitz der Krankheit aus den Organen in die Gewebe und nahm daher an, daß das gleiche Gewebe auch in verschiedenen Organen gleichartig erkrankt, also notwendigerweise die gleichen Krankheitssymptome entstehen müssen. Er hat die einzelnen Gewebe, z. B. Knochen-, Knorpel-, Muskel-, Drüsengewebe usw. studiert und die verschiedenen „Systeme" z. B. Zellgewebssystem, Nervensystem usw. aufgestellt.

Literatur: I. Coquerelle: Xavier Bichat (1901); R. Blanchard: Centenaire de la mort de Xaver Bichat (1903); Sigerist: Große Ärzte (3. Aufl. 1954).

*

Dupuytren, Guillaume (1777—1835), Professor in Paris und Chefchirurg am Hotel Dieu. Er beschrieb die entzündliche Schrumpfung der Sehnenplatte der Hohlhand (Fascia palmaris), die eine Zwangsbeugestellung der Finger hervorruft und als Dupuytrensche Kontraktur bezeichnet wird; durch Herausschneiden der schrumpfenden Gewebsteile kann sie behandelt werden. Außerdem führte er verschiedene neue Operationen erstmalig aus, u. a. die Resektion des Unterkiefers, Unterbindungen der Arteria iliaca externa und der Arteria subclavia.

Literatur: I. Cruveilhier: Vie de Dupuytren (1841); H. Vierordt: G. Dupuytren im medizingeschichtlichen Hilfsbuch (1916, S. 74f.).

Naegele, Franz Karl (1778—1851), Professor der Geburtshilfe in Heidelberg, war einer der hervorragendsten deutschen Geburtshelfer dieses Jahrhunderts und hat sich besonders durch seine Leistungen auf dem Gebiete der geburtshilflichen Pathologie Verdienste erworben. Von ihm stammten die Berechnung des Zeitpunktes der Niederkunft und die Bezeichnung der Schädellagen nach der Reihenfolge ihrer Häufigkeit. Er beschrieb den Geburtsmechanismus und das schräg verengte Becken und führt die Naegelesche Zange mit dem Naegeleschen Schloß ein. Er wurde durch sein Wirken zum Begründer der deutschen wissenschaftlichen Geburtshilfe.

Literatur: Goeschen in Deutsche Klinik, Nr. 6, 1851; I. A. Stoltz und F. K. Naegele, Briefwechsel, Straßburg 1909.

*

Laennec, René (1781—1826), Professor an der medizinischen Klinik in Paris, erfand 1818 das Stethoskop und machte damit die unmittelbare Auskultation (Behorchung der Brust) zu einer mittelbaren. Seine Methode, Herz- und Lungenkrankheiten mit dem Stethoskop zu beobachten, ergänzte die von Auenbrugger erfundene Perkussion und bildet heute die Gundlage der exakten physikalischen Diagnostik der Herz- und Lungenkrankheiten.

Literatur: R. Saintignon: Laennec, Sa vie, son oeuvre (1904); H. E. Sigerist: Große Ärzte (3. Aufl. 1954).

*

v. **Purkinje,** Johannes Evangelista, Ritter (1787—1869), Professor der Physiologie in Breslau und Prag, arbeitete auf allen Gebieten der Physiologie und mikroskopischen Anatomie, besonders über physiologische Optik, Entwicklungsgeschichte und Zellenlehre. Er entdeckte das Keimbläschen im Vogelei, die Flimmerbewegung bei Wirbeltieren, die Purkinjesche Aderfigur (Schatten der Netzhautgefäße auf der Netzhaut), die

Ganglienzellen in der Kleinhirnrinde (Purkinjesche Zellen) und den Achsenzylinder der Nervenfasern.

Literatur: Thomson: Über Joh. E. v. Purkinje und seine Werke, Skand. Arch. f. Physiol., Bd. 37 (1918).

*

Lisfranc, Jacques (1790—1846), ein Schüler Dupuytrens, Arzt in Paris, gab seine Amputation des Fußes als Modifikation der Chopartschen Operation an: Exartikulation im Lisfrancschen Gelenk (Articulatio tarsometatarsea), das zwischen Keilbein und Würfelbein einerseits und den fünf Metatarsalknochen andererseits liegt.

*

Prießnitz, Vincenz (1790—1851), Landwirt und Naturarzt, begründete die Hydrotherapie. Mit seinen Wasseranwendungen hat er in der von ihm errichteten „Kuranstalt mit kaltem Wasser" in Gräfenberg viele Heilerfolge erzielt. Nasse Kompressen, die um den betreffenden Körperteil gelegt und zur Erzeugung feuchter Wärme mit Wollstoff bedeckt werden, nennt man daher Prießnitz-Wickel bzw. Prießnitz-Umschläge.

Literatur: Vincenz Prießnitz und dessen Heilmethoden (1886); Philo vom Walde: Vincenz Prießnitz, sein Leben und sein Wirken (1899); v. Bielau: Authentische Biographie von Schlesiens berühmtem Naturarzt Vincenz Prießnitz (1902).

*

Addison, Thomas (1793—1860), Arzt und Lehrer am Guy-Hospital in London, beschrieb 1855 die Bronzekrankheit (Addisonsche Krankheit), die eine braune Verfärbung der Haut und mancher Schleimhäute bei hochgradiger Adynamie, gastrischen und nervösen Störungen usw. zeigt als Folge einer Erkrankung der Nebennieren.

*

Schönlein, Johann Lukas (1793—1864), Professor der inneren Medizin in Würzburg, Zürich und Berlin. Er gründete im Gegensatz zu der die Medizin beherrschenden Naturphilosophie die naturhistorische Schule, indem er die neuen diagnostischen Methoden, Auskultation und Perkussion, in der Klinik anwandte und die Leichen verstorbener Kranker zur Kontrolle der Diagnose zur Sektion brachte. Er pflegte und lehrte somit eine Methode, die die deutsche Klinik zur Naturwissenschaft führte. Er entdeckte ferner als Ursache des Favus (Erbgrind) den Fadenpilz, das später nach ihm benannte Achorion Schönleinii. Außerdem gebrauchte er 1840 erstmals beim klinischen Unterricht die deutsche Sprache statt der lateinischen.

Literatur: Rud. Virchow, Gedächtnisrede auf Johann Lukas Schönlein (1865); I. Pagel in der Allgem. deutschen Biographie, Bd. 32 (1891); I. Merkel in der Münch. Med. Wschr., Jahrg. 52 (1905); H. E. Sigerist: Große Ärzte (3. Aufl. 1954).

*

Romberg, Moritz Heinrich (1795—1873), Professor der inneren Medizin in Berlin. Er schrieb ein „Lehrbuch der Nervenkrankheiten", in dem er die Grundlagen für die Neurologie schuf. Als Zeichen einer organischen Nervenerkrankung beschrieb er das Schwanken des Körpers, wenn der Untersuchte beide Füße eng nebeneinander stellt und die Augen dabei schließt (Rombergsches Phänomen). Es tritt auf bei Gleichgewichtsstörungen oder Ataxie.

Literatur: L. Waldenburg, Nachruf, Berl. klin. Wschr., Jahrg. 10 (1873).

*

Hodgkin, Thomas (1798—1866), englischer Kliniker und Pathologe, ebenfalls am Guy-Hospital in London tätig, beschrieb 1832 das maligne Granulom, eine Lymphogranulomatose (Hodgkinsche Krankheit), eine Erkrankung des lymphatischen Apparates infektiöser Natur.

*

v. Basedow, Karl (1799—1854), Arzt und Physikus in Merseburg, beschrieb 1840 die nach ihm benannte Krankheit unter dem Titel „Exophthalmus durch Hypertrophie des Zellgewebes in der Augenhöhle".

*

Wöhler, Friedrich (1800—1882), Professor der Medizin und Direktor des Chemischen Instituts in Göttingen, gelang 1828 die synthetische Herstellung des Harnstoffs aus zyansaurem Ammon, er wurde damit der Begründer der organischen Chemie. Die bisherige vitalistische Auffassung, daß organische Substanzen nur in lebenden Wesen mit Unterstützung der geheimnisvollen Lebenskraft gebildet werden, wurde damit endgültig aufgegeben.

Literatur: Kahlbaum: Friedrich Wöhler, ein Jugendbildnis in Briefen an Herm. v. Meyer; Th. Kunzmann: Die Bedeutung der wissenschaftlichen Tätigkeit Friedrich Wöhlers für die Entwicklung der deutschen chemischen Industrie (1930).

*

Müller, Johannes (1801—1858), Professor der Physiologie in Berlin, beeinflußte die wissenschaftliche Medizin Deutschlands dahingehend, daß er die deutschen Ärzte zu naturwissenschaftlichem Denken erzog. Bereits 1830 Ordinarius, lehrte er Anatomie, Physiologie und Pathologie, drei Gebiete in einer Hand vereint, für die nach seinem Tode je ein neuer Lehrstuhl geschaffen wurde. Bei seiner Vielseitigkeit befaßte er sich auch mit zoologischen Fragen, und seine Untersuchungen über den Generationswechsel in der Tierwelt sind in die Geschichte der Zoologie und der vergleichenden Anatomie eingegangen. Er arbeitete über Sinnesempfindungen, Stimmbildung, Schalleitung, Blut und Lymphe. Sein Handbuch für Physiologie bedeutete für Deutschland die Abkehr von der Naturphilosophie und die Hinwendung zur Beobachtung und zum Experiment.

Literatur: Virchow: Johannes Müller (1858); Wilh. Haberling: Johannes Müller (1924); Martin Müller: Über die philosophischen Anschauungen des Naturforschers Johannes Müller (1927); H. E. Sigerist: Große Ärzte (3. Aufl. 1954).

*

Rokitansky, Karl (1804—1878), Professor der pathologischen Anatomie in Wien. Er gilt zusammen mit Virchow als Begründer der modernen pathologischen Anatomie. Sein „Lehrbuch der pathologischen Anatomie", in dem er auf Grund des ausgedehnten Leichenmaterials des Allgemeinen Krankenhauses zunächst die krankhaften anatomischen Veränderungen klar zu beschreiben, darüber hinaus aber anatomisch begründete Krankheitstypen aufzustellen suchte, führte zur Gründung der „Neuen Wiener Schule". Wenn auch Virchows Zellularpathologie Rokitanskys Arbeiten in den Hintergrund drängte, darf nicht vergessen werden, daß wir ihm einen beachtlichen Teil unserer heutigen pathologisch-anatomischen Kenntnisse verdanken.

Literatur: Nachrufe von Stricker in der Allgem. Wiener med. Ztg., Jg. 24 (1879); P. Boerner in der Dtsch. med. Wschr., Jahrg. 4 (1878); Arneth in der Wiener med. Presse, Jahrg. 19 (1878); H. E. Sigerist: Große Ärzte (3. Aufl. 1954).

*

Trommer, Karl-August (1806—1879), Chemiker, dem es 1841 gelang, mittels Kalilauge und Kupfersulfatlösung Traubenzucker im Urin nachzuweisen; damit war eine der wichtigsten Zuckerproben angegeben, die als Trommersche Probe bekannt ist.

Literatur: E. Ebstein: Karl-August Trommer (Urol., Bd. 23, 1929).

*

Henle, Jakob (1809—1885), ein Schüler Johann Müllers, Professor der Anatomie in Zürich, Heidelberg und Göttingen. Er entdeckte das Zylinderepithel des Darmkanals, das Endothel der Blutgefäße, die später nach ihm benannten Schleifen der Nierenkanälchen und die ebenfalls nach ihm benannte Schicht im Haar. Einen neuen Abschnitt in der Lehre der Infektionskrankheiten bedeuten seine 1840 erschienenen „Pathologischen Untersuchungen". Auf Grund seiner Feststellung, daß Miasma und Kontagium die gleiche Krankheit hervorrufen, kam er zu dem Schluß, daß das Kontagium ein Contagium animatum sein muß, daß also der Ansteckungsstoff der epidemischen Krankheiten aus Lebewesen bestehen muß. Den Beweis hierfür konnte er jedoch nicht antreten, da er die Lebewesen noch nicht zeigen konnte.

Literatur: Friedrich Merkel: Jakob Henle (1891); H. E. Sigerist: Große Ärzte (3. Aufl. 1954).

*

v. **Langenbeck,** Bernhard (1810—1887), Professor der Chirurgie in Kiel und Berlin. Neben seinen Arbeiten auf dem Gebiet der Kriegschirurgie, wozu ihm die Teilnahme an den Kriegen gegen Dänemark, Österreich und Frankreich Gelegenheit bot, förderte er die Chirurgie besonders auf dem Gebiet der konservativen (Resektionen) und plastischen Chirurgie durch neue, z. T. geniale Operationsmethoden, wie z. B. die subkutane Osteotomie, die osteoplastische Resektion des Oberkiefers und die Rhinoplastik.

Literatur: v. Bergmann: Zur Erinnerung an Bernhard v. Langenbeck (1888).

*

v. **Fehling,** Hermann (1812—1885), Professor der Chemie an der Technischen Hochschule in Stuttgart, wurde bekannt durch das von ihm angegebene Verfahren, Traubenzucker im Urin nachzuweisen. Eine nach ihm benannte Kupfertartratlösung (Fehlingsche Lösung) in Form von zwei Stammlösungen (Fehling I und Fehling II) dient zur qualitativen und quantitativen Bestimmung des im Harn auftretenden Traubenzuckers.

*

Bernard, Claude (1813—1878), Professor der Physiologie in Paris, übte einen starken Einfluß auf die Entwicklung der normalen und pathologischen Physiologie aus. Er studierte die Verdauungssekrete, besonders die Wirkung des Speichels und des Pankreassaftes bei der Verdauung der Fette, sowie die Zuckerspeicherung in der Leber und in den Muskeln als Glykogen. Ferner entdeckte er nach einem Einstich an einer bestimmten Stelle des verlängerten Markes eine Zuckerausscheidung im Harn. Er hatte also durch Reizung des Sympathikus einen künstlichen Diabetes hervorgerufen und erkannte dadurch die Bedeutung des sympathischen Nervensystems für die Regelung des Stoffwechsels. Außerdem konnte er durch Versuche nachweisen, daß das indianische Pfeilgift, Curare, die motorischen Nerven lähmt.

Literatur: Malloizel: L'oeuvre de Claude Bernard (1881); Foster: Claude Bernard (1899); Faure: Claude Bernard (1925); H. E. Sigerist: Große Ärzte (3. Aufl. 1954).

*

Semmelweis, Ignaz Philipp (1818—1865), entdeckte während seiner Assistentenzeit an der geburtshilflichen Klinik in Wien 1847 die Ursache des Kindbettfiebers. Die Feststellung, daß diese Erkrankung durch die Hand der untersuchenden Personen, nämlich des Arztes oder der Hebamme, übertragen wurde, ist sein unsterbliches Verdienst. Er forderte Reinlichkeit und Desinfektion der Hände, der Instrumente und des Verbandsmaterials. Die Autoritäten der damaligen Zeit mißverstanden ihn, als ob er behauptet hätte, daß das Kindbettfieber nur allein durch Leicheninfektion entstehen könne; er zog sich viele Feindschaften zu und verließ 1850 verbittert Wien. Nach Pest zurückgekehrt, war er zunächst Primararzt am Rochusspital und wurde dann Professor der Geburtshilfe an der Universität.

Sein Leben und seine Lehre waren ein ständiger Kampf. Seine Entdeckung fand keine allgemeine Anerkennung. Kein

Arzt wollte sich zu dem bekennen, was Semmelweis freimütig niederschrieb: „Konsequent meiner Überzeugung muß ich hier das Bekenntnis ablegen, daß nur Gott die Anzahl derjenigen kennt, welche wegen mir frühzeitig ins Grab gestiegen." Die bekanntesten Geburtshelfer seiner Zeit, die seine Entdeckung nicht anerkannten, griff er in scharfer Polemik an, was ihn natürlich nicht beliebt machte. Sein Lebensende war von ergreifender Tragik. Sein Geist verdüsterte sich und er mußte schließlich in eine Irrenanstalt gebracht werden; erst 47 Jahre alt, starb er — und das ist die besondere Tragik — nach einer Verletzung bei einer Operation an einer Blutvergiftung.

Literatur: A. Hegar: Ignaz Philipp Semmelweis und seine Lehre (1882); Jac. Bruck: Ignaz Philipp Semmelweis (1887); F. Schürer v. Waldheim: Ignaz Philipp Semmelweis (1905); Fasbender: Geschichte der Geburtshilfe (1906); Stricker in der Zschr. Geburtsh. u. Gynäkologie, Bd. 87 (1924); Th. Malade: Der Retter der Mütter, Roman (1924); H. E. Sigerist: Große Ärzte (3. Aufl. 1954).

*

v. Pettenkofer, Max (1818—1901), erster Professor der Hygiene in München, ist der Begründer der experimentellen Hygiene in Deutschland. Die im 19. Jahrhundert immer wieder aufflackernde Cholera, deren Erreger 1883 erst Robert Koch entdeckte, die, wie dieser feststellte, besonders durch das Wasser verbreitet wurden, wurde nach Pettenkofers Ansicht durch gewisse örtliche und zeitliche Disposition ausgelöst, wobei dem Grundwasser die wesentliche Rolle zufalle. Er ergänzte damit Kochs Ansicht, der den Cholerabazillus als ausschließliche Ursache der Erkrankung betrachtete. Für Pettenkofer war die Hygiene eine Physiologie der menschlichen Umgebung, seine Arbeiten befaßten sich anfangs mit der Ventilation von Wohnräumen, mit dem Gaswechsel des Menschen und der Funktion der Bekleidung. Er gehört auch zu den Hauptschöpfern der Ernährungswissenschaft. Aber seine Lehre von der örtlichen und zeitlichen Gebundenheit der Epidemien, über die Bedeutung des Grundwassers, des Klimas und die Verunreinigung des Bodens für die Seuchenentstehung wurde schließlich allgemein anerkannt. Seine Assanierungsmaßnahmen in München waren so erfolgreich, daß er aus einem ständigen Seuchenherd eine gesunde Stadt gemacht hat. Als Chemiker befaßte er sich auch mit der Erhaltung und Wiederauffrischung von Ölgemälden, indem es ihm gelang, den Firnis dunkel gewordener Gemälde wieder aufzuhellen (Pettenkofersche Regenerationsverfahren). Von Krankheit gebrochen, schied er im Alter von 83 Jahren freiwillig aus dem Leben.

Er hat der Hygiene einen festen Platz in der Medizin zugewiesen.

Literatur: Max von Pettenkofer als Chemiker (1900); Rubner: Zum Andenken von Max v. Pettenkofer (Berl. klin. Wschr., Jahrg. 38, 1901); Erismann: Max v. Pettenkofer (1901); C. v. Voit: Pettenkofer zum Gedächtnis (1902); de Kruif: Mikrobenjäger (5. Aufl. 1935); K. Kißkalt: Max v. Pettenkofer (1948); H. E. Sigerist: Große Ärzte (3. Aufl. 1954).

*

Credé, Karl Sigismund (1819—1892), Gynäkologe und Professor in Leipzig, der 1853 das Verfahren einführte, die Gebärmutter bei Blutungen nach der Geburt und bei verzögerter Lösung der Nachgeburt auszudrücken mittels des sogenannten Credéschen Handgriffes. Ferner erkannte er, daß der Augentripper Neugeborener (gonorrhoische Blennorrhoe) durch Einträufeln einer dünnen Höllensteinlösung in den Bindehautsack des Auges verhindert werden kann.

Um die Geburtshilfe und Frauenheilkunde hat er sich wesentliche Verdienste erworben. Er bearbeitete das amtliche sächsische „Lehrbuch der Geburtshilfe für Hebammen".

Literatur: Leopold: Karl Sigismund Franz Credé (Arch. Gynäkol., Bd. 42, 1892).

*

v. Helmholtz, Hermann (1821—1894), Physiker und Physiologe, Professor der Physiologie und Anatomie in Königsberg, Bonn und Heidelberg, dann Professor der Physik in Berlin. Er entdeckte den Ursprung der Nervenfasern aus den Ganglienzellen und stellte die Fortpflanzungsgeschwindigkeit des Nervenreizes fest. 1851 gelang ihm seine bedeutungsvollste Entdeckung, er erfand den Augenspiegel. Daneben arbeitete er über physiologische Optik und Tonempfindungen und entdeckte auf dem Gebiet der Musik die Summationstöne. Auf dem Gebiet der Physik klärte er die Bedeutung des Energieprinzips. 1877 schrieb er über „das Denken in der Medizin".

Literatur: L. Koenigsberger: Hermann v. Helmholtz, 3 Bde. (1902/03); dem Andenken an Helmholtz zur Jahrhundertfeier seiner Geburt, Naturwissenschaften, 9 (1921); H. Ebert: Hermann v. Helmholtz (1949); H. E. Sigerist: Große Ärzte (3. Aufl. 1954).

*

Kneipp, Sebastian (1821—1897), Pfarrer und Heilkünstler in Wörishofen, kam infolge einer persönlichen Erkrankung 1848 auf den Gedanken einer Wasserkur. Er wandte diese Kur später auch bei anderen an und baute sie zu einem System aus (Kneippsche Kur). Er veröffentlichte eine Anzahl von Arbeiten, wie z. B. „Meine Wasserkur" und „So sollt ihr leben", die in viele Sprachen übersetzt wurden und zahlreiche Auflagen erlebten. Kuren nach Kneipp in dem zu einem überall bekannten Bad gewordenen Ort Wörishofen erfreuen sich auch heute noch größter Beliebtheit.

Literatur: Verus: Vater Kneipp, sein Leben und Wirken (1897); Baumgarten: Sebastian Kneipp (1898).

*

Virchow, Rudolf (1821—1902), Professor für pathologische Anatomie in Würzburg und Berlin, entwickelte die Zellenlehre und begründete die Zellularpathologie. Er stellte in umfassender Weise den Grundsatz auf, daß „die Zelle wirklich das letzte Formelement aller lebendigen Erscheinungen sowohl im Gesunden als im Kranken ist, von welchem alle

Tätigkeit des Lebens ausgeht". Omnis cellula e cellula (jede Zelle entsteht aus einer Zelle). Die Krankheit, deren Sitz Morgagni in die Organe, Bichat in die Gewebe verlegt hatte, wird damit auf Zellveränderungen zurückgeführt. Virchow begründete somit auch die moderne pathologische Histologie und die experimentelle Pathologie. Mit der Zellularpathologie wurden die herrschenden humoral- und neuropathologischen sowie vitalistischen Theorien überwunden und die krankhaften Veränderungen als physikalisch-chemische Veränderungen der Zellen aufgefaßt.

Beim Studium der Venenentzündung gelang es ihm, Klarheit in die bisher dunkle Frage der Thrombose und Embolie zu bringen sowie ein neues Krankheitsbild aufzustellen, die Leukämie. Virchow hat sehr viel geschrieben, u. a. ein mehrbändiges Werk über die krankhaften Geschwülste, außerdem schuf er die Grundlagen der modernen Anthropologie. Virchows Autorität war außerordentlich groß. Er betätigte sich auf medizinisch-historischem Gebiet, übte auf die Hygienegesetzgebung und auf die soziale Fürsorge großen Einfluß aus und gründete das „Archiv für pathologische Anatomie und Physiologie und für klinische Medizin". Er führte die Berliner Schule, die Wien und Paris überflügeln sollte, zu neuer Blüte. Als Abgeordneter im Preußischen Landtag und als Stadtverordneter hatte er sich der oppositionellen Linken angeschlossen und sich u. a. große Verdienste um die Verbesserung des Schulwesens erworben. Virchow zählte zu den scharfen Gegnern Bismarcks. Seine von hoher Warte gehaltenen Vorträge auf zahlreichen Kongressen und Naturforscherversammlungen über Fragen der Naturwissenschaften, der Medizin und des Lebens allgemein sind noch heute lesenswert.

Literatur: Ferd. Frh. v. Andrian-Werburg: Virchow als Anthropologe (1915); C. Posner: Rudolf Virchow (1921); K. Sudhoff: Virchow und die deutschen Naturforscherversammlungen (1922); W. Pagel: Virchow und die Grundlagen der Medizin des 19. Jahrhunderts (1931); G. Herxheimer: Rudolf Virchow und die Naturforscherversammlungen; P. Diepgen: Virchow und die Romantik (Deutsche med. Wschr., Jahrg. 58, 1932); Sigerist: Große Ärzte (3. Aufl. 1954).

*

Mendel, Gregor Johann (1822—1884), Lehrer und Professor für Naturgeschichte und Physik an der Oberrealschule in Brünn und später Prälat, ist der Begründer der Vererbungsforschung. Die Grundlagen von der Lehre der Vererbung bilden seine Kreuzungsversuche an Pflanzen und Bienen, aus denen er die Gesetze für die Vererbung einfacher Merkmale ableitete (Mendelsche Regeln). Diese grundlegenden Erkenntnisse wurden zu seiner Zeit nicht gewürdigt, erst der Biologe Correns u. a. haben 1900 die Tragweite dieser Ergebnisse erkannt, von denen sie dann veröffentlicht und ausgewertet wurden. Mendel hat auch auf dem Gebiet der Meteorologie gearbeitet.

Literatur: H. Iltis: Gregor Johann Mendel (1924); R. v. Wettstein: Gregor Mendel (Neue österr. Biographie, Teil 1, Bd. 2, 1925).

*

Pasteur, Louis (1822—1895), französischer Chemiker und Biologe, Professor der Physik und Chemie in Dijon, Straßburg und Paris. Er entdeckte mit 26 Jahren bei rein chemischen Untersuchungen, daß es nicht zwei, sondern vier Arten der Weinsteinsäure gibt; es gelang ihm die Trennung der optisch inaktiven Traubensäure in ihre optisch aktiven Bestandteile. Diese Entdeckung bildete den Grundstein der Stereochemie. Bei seinen Untersuchungen über die Gärung wies er die Beteiligung von Mikroorganismen an dieser chemischen Umwandlung nach und verbesserte auf Grund seiner Untersuchungsergebnisse die Gärungsbetriebe in ihrer praktischen Arbeit. Bei der Frage nach der Herkunft der Gärungserreger kam es zur allgemeinen Prüfung der „Urzeugung“, wobei er den Nachweis erbrachte, daß auch die niederen Lebewesen

(z. B. Bakterien) niemals von selbst entstehen, sondern von außen — z. B. durch die Luft — in vorher keimfreie Stoffe gelangen. Mit dieser Feststellung hat Pasteur die Grundlage der heutigen Bakteriologie und Sterilisationstechnik geschaffen. Eine in Südfrankreich ausgebrochene Epidemie unter den Seidenraupen, die die Seidengewinnung erheblich gefährdete, veranlaßte Pasteur, der Ursache dieser Erkrankung nachzugehen. Indem er nach der Eiablage die weiblichen Schmetterlinge mikroskopisch auf die von ihm entdeckten Krankheitserreger untersuchen und die kranken Eier systematisch vernichten ließ, gelang es ihm, wieder gesunde Raupen zu züchten. Ferner entdeckte er Schutzimpfungen gegen Hühnercholera, Milzbrand, Schweinerotlauf, und vor allem gegen die Tollwut. Die Überwindung der Tollwut war eine besonders schwere Aufgabe; denn nur nach sehr langen und mühevollen Versuchen gelang es durch Austrocknen des Rückenmarks erkrankter Tiere, einen Impfstoff zu gewinnen, der während der langen Inkubationszeit den von einem tollen Hund Gebissenen wiederholt eingespritzt wird und sie immun macht, ehe die Krankheit ausbrechen kann. Mit diesen Entdeckungen hatte Pasteur der Theorie der Infektionskrankheiten, die schon vor ihm von manchen Forschern angenommen, von den meisten aber abgelehnt wurde, zum endgültigen Siege verholfen. Pasteur war eine geniale Natur und ein impulsiver Mensch voll reicher Einfälle. Die meisten seiner Versuche mußte er unter primitivsten Verhältnissen ausführen. Ihm — dem Chemiker — verdankt die Medizin praktische Leistungen und Erkenntnisse, die sich erst später in ihrem ganzen Umfang auswirken sollten.
Große Sammlungen ermöglichten die Gründung des bekannten Pasteur-Instituts in Paris mit einer Tollwut-Impfstation. Später wurden in fast allen Kulturstaaten Pasteur-Institute errichtet.

Literatur: Gruber: Pasteurs Lebenswerk im Zusammenhang mit der gesamten Entwicklung der Mikrobiologie (1896); R. Vallery-Radot: La vie de Pasteur (1900); H. Drouier: La vie de Louis Pasteur (3. Aufl. 1930); R. Koch: Pasteur (Buch der großen Chemiker, Bd. 2, 1930); de Kruif: Mikrobenjäger (5. Aufl. 1935); Compton: The genius of Louis Pasteur (1932); H. E. Sigerist: Große Ärzte (3. Aufl. 1954).

*

Kußmaul, Adolf (1822—1902), Professor in Erlangen, Freiburg und Straßburg, bearbeitete physiologische, psychologische und entwicklungsgeschichtliche Themen, letztere besonders aus den Gebieten der inneren Medizin und der Neurologie. Er führte 1869 die „Magenpumpe" (Magensonde) zur Behandlung von Magenkrankheiten ein, die später auch für die Diagnostik große Bedeutung erhielt. Nach ihm benannt ist die verlangsamte, abnorm tiefe (große) geräuschvolle Atmung im „Coma diabeticum", die sogenannte Kußmaulsche Atmung.

Literatur: Jugenderinnerungen eines alten Arztes (1889, letzte Ausg. 1936).

*

v. Esmarch, Friedrich (1823—1908), Professor der Chirurgie in Kiel, war 1870 Generalarzt und beratender Chirurg der Armee. Er hat sich besondere Verdienste um das Lazarettwesen und die Kriegschirurgie — insbesondere die Kriegschirurgietechnik — erworben und die Samariterschulen in Deutschland eingeführt. 1873 erfand Esmarch das Verfahren, Gliedmaßen durch Abschnüren mittels Gummischlauch künstlich blutleer zu machen und so ohne Blutverlust zu operieren. Die bekannteste seiner Schriften „Die erste Hilfe bei plötzlichen Unglücksfällen" wurde in 23 Sprachen übersetzt.

Literatur: Nachr. im: Arch. Orthop. Mechanotherap. 7 (1908), S. 1—7.

*

Biermer, Anton (1827—1892), Professor für innere Medizin in Bern, Zürich und Breslau, beschrieb 1868 die nach ihm benannte perniziöse Anämie. Außerdem schrieb er über den

Schallwechsel bei der Perkussion und stellte die Flimmerbewegung der Trachealschleimhaut durch Bestreuen mit Kohlepulver dar.

*

Lister, Joseph (1827—1912), Professor der Chirurgie in Glasgow, Edinburg und London, nahm den Kampf gegen die Wundinfektion erfolgreich auf, indem er Pasteurs Lehre aufgriff und für die Chirurgie nutzbar machte. Er zeigte, daß die Eiterung nicht eine Folge der Quetschung der Weichteile ist, sondern durch Einwirkung von außen hervorgerufen wird. Pasteur hatte nachgewiesen, daß die Luft von Mikroben wimmelt, die Gärung und Fäulnis verursachen können, auf diese Weise kann auch, so sagte sich Lister, eine Wunde verunreinigt werden. Er schuf den Listerschen Okklusivverband, ein Deckverband, bestehend aus Gaze, getränkt mit Karbolsäure, Harz und Paraffin, und Stoff, unter dem sich Schorf bildete und die Wunde heilte. Trotz der großen Erfolge, die damit erzielt wurden, fand Listers Methode — ebenso wie Pasteurs Lehre — zuerst großen Widerstand, bis sie sich schließlich, besonders durch die guten Erfahrungen im deutsch-französischen Krieg 1870/71, erfolgreich durchsetzte. Seine ersten Veröffentlichungen über antiseptische Wundbehandlung erschienen 1867. Da er hochbetagt im Alter von 85 Jahren starb, war es ihm vergönnt, die durch die Antisepsis und später auch die Asepsis bedingten großen Erfolge in der Chirurgie zu erleben.

Literatur: G. T. Wrench: Lord Lister, His life and work (London 1913); Sir R. I. Godlee: Lord Lister (Leipzig, 1925); H. E. Sigerist: Große Ärzte (3. Aufl. 1954).

*

v. **Graefe,** Albrecht (1828—1870), Professor der Augenheilkunde in Berlin. Er ist der Sohn des Chirurgen Karl Ferdinand Graefe (1787—1840), eines bekannten Kriegschirurgen, der sich große Verdienste um die Wiederaufnahme der plastischen Operationen erwarb. Albrecht v. Graefe ist der Begründer der modernen Ophthalmologie. Er führte als erster den Augenspiegel von Helmholtz in die praktische Augenheilkunde ein und erfand die Iridektomie zur Behandlung des Glaukoms sowie den peripheren Linearschnitt, wodurch die Operation des grauen Stars aussichtsreicher wurde als bei dem alten Lappenschnitt. Ferner wies er als erster auf die Zusammenhänge von Augenerkrankungen mit Gehirnaffektionen und Allgemeinerkrankungen hin und klärte den Zusammenhang zwischen Stauungspapille und Hirntumor. Er besaß als Augenarzt Weltruf, aus seiner Schule stammt die Mehrzahl der späteren Ophthalmologen.

Literatur: Ed. Michaelis: Albrecht v. Graefe, sein Leben und Wirken (1877); Th. Axenfeld: Zum Gedächtnis an Albrecht v. Graefe (1928).

*

Dunant, Henry (1828—1910), Schweizerischer Philantrop, bewegte das Elend der Kriegsverletzten, das er auf oberitalienischen Schlachtfeldern gesehen hatte. Er veranlaßte die Einberufung der Konferenz, die 1864 die Genfer Konvention schloß. Man fand das Abzeichen des Roten Kreuzes auf weißem Grund, die Umkehrung der damaligen Schweizer Militär-Armbinde, und die Vertreter von 16 Nationen gründeten das Genfer Internationale Komitee vom Roten Kreuz. Diese Tat ermöglichte es, daß in den nachfolgenden Kriegen die Verwundeten auf den Schlachtfeldern unter dem Schutz des Neutralitätszeichens, des Roten Kreuzes, geborgen werden konnten. 1901 erhielt Dunant hierfür den Friedens-Nobelpreis.

Literatur: R. Sonderegger: Henry Dunant, Revolutionär (Zürich 1935); S. Markus: Henry Dunant (Affoltern 1940); M. Gumpert: Dunant (1950); G. Gimpson: Fünf Kämpfer für Gerechtigkeit (1951).

*

Billroth, Theodor (1829—1894), Chirurg, wurde 1859 Professor in Zürich und 1867 in Wien. Nach seiner chirurgischen Ausbildung als Assistent bei Langenbeck konnte er sich für Chirurgie und pathologische Anatomie habilitieren. Er führte die erste erfolgreiche Resektion des Magens aus und wurde dadurch Schöpfer der Magen- und Darmchirurgie. Zuvor schon waren ihm die Exstirpation des Kehlkopfes, die Resektion des Ösophagus und die Verbesserung der Technik zahlreicher anderer Operationen gelungen. Er half auch der chirurgischen Pathologie durch Zugrundelegung der anatomischen und histologischen Forschung weiter. Daneben förderte er das Krankenhaus- und Krankenpflegewesen und schrieb eine Geschichte über den medizinischen Unterricht. Was er lehrte, waren nicht nur wissenschaftliche Grundsätze und besondere operative Methoden, es war ein ärztliches Ethos.
Er hinterließ eine große Schule bedeutender Chirurgen.
Als hochmusikalischer Mensch war er mit Brahms und Hanslick befreundet.

Literatur: Mikulicz: Theodor Billroth (in der Berl. klin. Wschr., 1894); Gersuny: Theodor Billroth (1922); Huber: Th. Billroth in Zürich (1924); H. E. Sigerist: Große Ärzte (3. Aufl. 1954).

*

Hegar, Alfred (1829—1914), Professor der Geburtshilfe in Freiburg, arbeitete auf allen Gebieten der Gynäkologie und förderte besonders die operative Gynäkologie. Nach ihm wurden eine Reihe von Symptomen und Instrumenten benannt, wie z. B. das Hegarsche Zeichen zur Schwangerschaftsdiagnose und die Hegarschen Dilatatorien zur Erweiterung des Muttermundes. Er verfaßte nebenbei eine Lebensbeschreibung von Semmelweis.

*

v. **Recklinghausen,** Friedrich Daniel (1833—1910), Professor der pathologischen Anatomie in Königsberg, Würzburg und Straßburg, nahm bahnbrechende Untersuchungen vor über die Auswanderung der sogenannten Wanderzellen bei der Entzündung, wodurch die Entzündungslehre auf eine neue Grundlage gestellt wurde. Er verbesserte weiter den Blutdruckmesser von Riva-Rocci und beschrieb die Neurofibromatosis, eine Erkrankung des peripheren Nervensystems, bei der zahlreiche Knoten (Neurofibrome) an den Nervensträngen und von den kleinen Hautnerven aus als weiche, hervorragende bis pendelnde Hautgeschwülstchen entstehen (Recklinghausensche Krankheit).

Literatur: Ribbert, Dtsch. Med. Wschr., Jahrg. 36 (1910).

*

Eberth, Karl (1835—1926), Professor der pathologischen Anatomie in Zürich und Halle, war neben Koch und Gaffky hervorragend beteiligt an der Entdeckung des Typhusbazillus. Er arbeitete ferner über den Erreger der septischen Endokarditis und des Puerperalfiebers.
Unter der chirurgischen Mithilfe von Schimmelbusch führte er experimentelle Untersuchungen über die Thrombose durch.

*

v. Bergmann, Ernst (1836—1907), Deutschbalte aus Riga, Professor der Chirurgie in Dorpat, Würzburg und Berlin. Er gilt als Hauptschöpfer der Aseptik in der Wundbehandlung und chirurgischen Technik und als Begründer der Hirnchirurgie. Nachdem er die Karbolantiseptik durch die Sublimatantiseptik ersetzt hatte, führte er in die Chirurgie die Dampfsterilisation ein. Er wurde s. Z. allgemein bekannt durch sein mannhaftes Auftreten in den letzten Krankheitswochen Kaiser Friedrichs III. gegenüber dem Engländer Mackenzie.

Literatur: Buchholtz: Ernst v. Bergmann (4. Aufl. 1925).

*

Erb, Wilhelm Heinrich (1840—1921), Professor für innere Medizin in Leipzig und Heidelberg, war bahnbrechend in der Neuropathologie und Elektrodiagnostik und -therapie. Er hat bei erkrankten Nerven eine elektrische Entartungsreaktion nachgewiesen, so bei der kombinierten Schulter-Arm-Lähmung (Erbsche Lähmung), bei der die Hand- und Fingerbewegung erhalten ist. Außerdem hat er den Zusammenhang der Tabes mit der Syphilis endgültig nachgewiesen und die Bedeutung des fehlenden Kniesehnenreflexes bei dieser Erkrankung erkannt. Ferner arbeitete er über Krankheiten des Rückenmarks, des verlängerten Markes und der peripheren Nerven sowie über die Dystrophia muscularis progressiva.

Literatur: W. Erb: Ges. Abhandlg., 2 Bde. (1910).

*

Kocher, Emil Theodor (1841—1917), Schweizer Chirurg und bekannter Kropfoperateur; beschrieb als erster die Cachexia thyreopriva und förderte die Kenntnis von den Schilddrüsenkrankheiten. Ferner schrieb er über verschiedene Gebiete der Chirurgie (Schußverletzungen, Eingeweidebrüche). Nach ihm ist u. a. die Kocherklemme benannt. 1909 erhielt er den Nobelpreis für Medizin.

*

Koch, Robert (1843—1910), war Kreisphysikus in Wollstein bei Bomst (Posen), und widmete sich neben seiner Landpraxis bakteriologischen Studien. Ihm gelang es in mühevoller Kleinarbeit, mit behelfsmäßigen Mitteln den Nachweis zu erbringen, daß eine bestimmte Bakterienart den Milzbrand der Schafe hervorrief und die Übertragung dieser Krankheit durch die Sporen erfolgt. Er konnte diese Bakterien isoliert auf Nährböden züchten und hatte somit die Methodik der Plattenkultur erfunden, ein Verfahren, ohne das die weitere Entwicklung der Bakteriologie nicht zu denken ist. Er bewies, daß die Wundkrankheiten auf Infektion durch ganz bestimmte Bakterien beruhen. 1880 wurde er nach Berlin in das Reichsgesundheitsamt berufen und hatte nun für seine weiteren Forschungen ein gut eingerichtetes Laboratorium mit Assistenten zur Verfügung. 1882 folgte dann die Entdeckung des Tuberkelbazillus, wodurch Koch den Beweis erbrachte, daß die Tuberkulose — Schwindsucht — nicht, wie bisher angenommen wurde, verschiedene Ursachen hatte, sondern daß die Aufnahme dieses Bazillus die notwendige Bedingung für die Entstehung dieser Erkrankung ist. Es gelang ihm, Reinkulturen dieser Bazillen zu züchten und das sogenannte Tuberkulin herzustellen. Die Annahme, ein Heilmittel gegen die Tuberkulose gefunden zu haben, enttäuschte zwar zunächst, doch wurden später ähnliche Präparate hergestellt, die für die Diagnostik wertvoll wurden und auch für die Therapie nicht ohne Bedeutung waren.

1883 entdeckte er auf einer Forschungsreise mit der deutschen Choleraexpedition in Indien den Kommabazillus; 1885 wurde er Direktor des neuen Hygienischen Instituts und erster Professor der Hygiene in Berlin, und 1891 Direktor des neuen Institutes für Infektionskrankheiten. Auf weiteren Forschungsreisen nach Südafrika und Deutsch-Ostafrika beschäftigte er sich mit der Schlafkrankheit und Rinderpest, und auf einer Reise nach Java mit der Malaria. 1905 erhielt er den Nobelpreis für Medizin. Er ist der Hauptbegründer der Bakteriologie und seine Forschungsergebnisse haben die moderne Medizin entscheidend beeinflußt.

Literatur: Wolf Becker: Robert Koch (1891); Karl Wezel: Robert Koch (1912); M. Kirchner: Robert Koch (1924); Roman v. Unger: Helfer der Menschheit (1929); de Kruif: Mikrobenjäger (5. Aufl. 1935); B. Möllers: Robert Koch (mit Schriftenverzeichnis, 1905); R. Bochalli: Rob. Koch (1954); H. E. Sigerist: Große Ärzte (3. Aufl. 1954).

*

Trendelenburg, Friedrich (1844—1924), Sohn des bekannten Philosophen Friedrich Adolf Trendelenburg, Professor der

Chirurgie in Rostock, Bonn und Leipzig. Er gab 1861 die Tamponkanüle an und führte 1890 wieder die vergessene Beckenhochlagerung ein. Nach ihm ist das Trendelenburgsche Zeichen der angeborenen Hüftluxation benannt, außerdem gab er die Technik der Operation der Lungenembolie bekannt.

Literatur: Nachruf v. Sauerbruch, Dt. Zschr. f. Chir., Bd. 190 (1925).

*

Röntgen, Wilhelm Conrad von (1845—1923), Professor für Physik in Gießen, Würzburg und Marburg. 1895, während seiner Würzburger Zeit, entdeckte er die von ihm bezeichneten X-Strahlen, die später seinen Namen tragen sollten. Diese für Wissenschaft, Technik und Medizin ungeheuer bedeutungsvolle Entdeckung brachte ihm 1901 den Nobelpreis für Physik ein. Röntgen war ein hervorragender Vertreter der experimentellen Physik und lieferte neben grundlegenden Untersuchungen über den Röntgenstrom wichtige Beiträge zur Kristallphysik und untersuchte ferner die spezifische Wärme von Gasen, die Kompressibilität und den Ausdehnungskoeffizienten von Flüssigkeiten und ihre physikalischen Eigenschaften bei hohen Drucken.

Literatur: Wiesenthal und Blücher: Führende Männer, Bd. 2 (1924); O. Glasser: Wilhelm Conrad Röntgen und die Geschichte der Röntgenstrahlen (1931).

*

Metschnikoff, Elias (1845—1916), Professor am Institut Pasteur in Paris, entdeckte die Phagozytose der Bakterien durch die weißen Blutkörperchen und den Pleomorphismus der Bakterien. Er arbeitete besonders auf den Gebieten der Pathologie und Immunität und befaßte sich mit Toxinen und Antitoxinen der Cholera. Er hat sich auch Verdienste um die Bekämpfung der Syphilis erworben. Außerdem glaubte er, in der Sauermilch das Mittel gegen jede Autointoxikation und damit auch gegen das vorzeitige Altern zu sehen, nachdem er gehört hatte, daß die Bulgaren, die viel Sauermilch zu sich nahmen, häufig über 100 Jahre alt werden. Für seine 1884 veröffentlichte Phagozytentheorie erhielt er 1908 den Nobelpreis.

Literatur: Olga Metschnikoff: Vie d'Elie Metschnikoff (1920); A. Besredka: Histoire d'une idée; L'oeuvre de Metschnikoff (1921); Paul de Kruif: Mikrobenjäger (5. Aufl. 1935); H. Zeiß: Elias Metschnikoff, Leben und Werk (1932).

*

Curschmann, Heinrich (1846—1910), Professor für innere Medizin in Leipzig. Er hat zahlreiche Arbeiten mit wichtigen und neuen Beobachtungen über das Gebiet der Infektionskrankheiten (Pocken, Fleckfieber, Typhus) und über Bronchialasthma, Abdominaltyphus, Blattern usw. geschrieben. Besonders bekannt wurde er durch seine Entdeckung der Curschmannschen Spiralen im Auswurf bei Bronchialasthma; er beschrieb ferner die Zuckergußleber. Curschmann war eine Autorität auf dem Gebiet des Krankenhauswesens (Organisator des Krankenhauses Hamburg-Eppendorf).

*

Weil, Adolf (1848—1876), Professor der inneren Medizin in Berlin und Dorpat. Er entdeckte und beschrieb einen fieberhaften Ikterus, die später nach ihm benannte Weilsche Krankheit. Außerdem beschäftigte er sich eingehend mit der physikalischen Diagnostik und begründete die Unterscheidung des geschlossenen und offenen Pneumothorax auf die Auskultation der Arterien und Venen.

*

Fraenkel, Albert (1848—1916), Leiter der Inneren Abteilung im Krankenhaus Am Urban in Berlin, gelang 1884 der Nachweis und die Züchtung des Diplokokkus pneumoniae, des Erregers der Lungenentzündung, aus dem Exsudat der pneumonischen

Lunge. Er hat besonders auf dem Gebiet der experimentellen Pathologie, der Herz- und Lungenkrankenheiten sowie der Leukämie gearbeitet.

*

Pawlow, Iwan Petrowitsch (1849—1936), Professor der Pharmakologie und später der Physiologie an der Militärmedizinischen Akademie und Leiter der Physiologischen Abteilung des Instituts für experimentelle Medizin in St. Petersburg. Seine sehr eingehenden experimentellen Untersuchungen über die Absonderung der Drüsen im Verdauungskanal führten ihn zur Aufstellung der Lehre von den bedingten Reflexen. Er hoffte, durch diese Methode Zugang zur Hirnrinde zu finden und die Physiologie des Gehirnteils zu erforschen, in dem sich die psychischen Vorgänge abspielen. So sind seine Verdienste um die grundlegenden Erkenntnisse der Nervenphysiologie unbestritten groß. Er arbeitete auch noch über die Innervation des Herzens und die Bedeutung der Leber. Für seine Arbeiten erhielt er 1904 den Nobelpreis für Medizin. 1940 gab die Akademie der Wissenschaften seine gesammelten Werke neu heraus.

Literatur: V. Junk: Die Nobelpreisträger (1930); H. E. Sigerist: Große Ärzte (3. Aufl. 1954).

*

v. Mikulicz-Radecky, Johann (1850—1905), Schüler von Billroth, Professor der Chirurgie in Krakau, Königsberg und Breslau, förderte die Operationen in der Brust- und Bauchhöhle, so die Ösophagoskopie und die Chirurgie des Ösophagus, Eingriffe in die Brusthöhle unter vermindertem Luftdruck und Drainage und Tamponade der Bauchhöhle (sog. Mikulicz-Tamponade). In die aseptische chirurgische Technik führte er die Zwirnhandschuhe und den Mundschutz ein.

Literatur: Nachruf von W. Anschütz in der Berl. Klin. Wschr., Jg. 42 (1905); Gedenkband für Joh. v. Mikulicz-Radecky, redigiert v. W. Kausch (1907).

*

Gaffky, Georg (1850—1918), Professor der Hygiene in Gießen, wurde 1904 Nachfolger von Robert Koch am Institut für Infektionskrankheiten in Berlin. 1897 leitete er eine Pestexpedition in Indien. Ihm gelang, unterstützt von Eberth und Koch, die erste Reinkultur des Typhuserregers.

*

Loeffler, Friedrich (1852—1915), Professor der Hygiene in Greifswald und Mitglied des Kaiserlichen Gesundheitsamtes in Berlin, bewies experimentell das Zustandekommen der Immunität nach Überstehen einer Bakterienkrankheit. Er entdeckte zuerst den Erreger der Rotzkrankheit der Pferde, dann den des Schweinerotlaufs und 1884 den Bazillus der Diphtherie des Menschen, im Anschluß daran den der Diphtherie der Kälber und der Tauben. 1891 fand er den Bazillus des Mäusetyphus. Bei seinen Forschungen über die Maul- und Klauenseuche entdeckte er die filtrierbaren Bakterien, eine Entdeckung, die die Virusforschung auslöste. Es gelang ihm die Herstellung eines wirksamen Serums gegen Maul- und Klauenseuche. Er bereicherte außerdem die bakteriologische Technik durch zahlreiche Methoden, u. a. auch durch ein besonderes Verfahren, Antikörper zu gewinnen.

Literatur: Nachruf, Dtsch. med. Wschr. 1915.

*

Möbius, Paul (1853—1907), Neurologe in Leipzig, erkannte 1886 bei Basedow die Störung der Augenkonvergenz, das sog. Möbiussche Zeichen. Er arbeitete über die pathologischen Züge genialer Menschen und hat das Verdienst, erstmals die Grenzzustände erkannt zu haben. Auch schrieb er über die körperlichen und geistigen Geschlechtsunterschiede. Die Bezeichnungen Metasyphilis für Tabes und Paralyse wurden von ihm eingeführt.

Literatur: Deutsche Irrenärzte, hg. v. Th. Kirchhoff, Bd. 2 (1924).

*

Kitasato, Shibasaburo, Baron (1853—1931), japanischer Bakteriologe, Schüler von Robert Koch, schuf mit Behring die Serumtherapie. Nachdem ihm die erste Reinzüchtung des Tetanusbazillus gelungen war, beteiligte er sich wesentlich an der Entdeckung des Tetanusserums. Er erhielt in Berlin den Professortitel und entdeckte nach seiner Rückkehr nach Japan während einer Epidemie in Hongkong 1894 den Pestbazillus. Seit 1914 leitete er das Kitasato-Institut für Infektionskrankheiten in Tokio. Er bildete eine große Anzahl hervorragender Schüler aus, begründete verschiedene japanische wissenschaftliche Gesellschaften und förderte als Mitglied des Oberhauses die ärztlichen Standesinteressen in Japan.

*

Ehrlich, Paul (1854—1915), Professor der Chemie in Berlin und Serumforscher, wurde 1906 Direktor des Instituts für experimentelle Therapie und des Georg-Speyer-Hauses in Frankfurt/Main. Als vielseitiger Pathologe, Immunitätsforscher und Pharmakologe führte er zahlreiche neue Färbeverfahren an totem Gewebe und durch intravenöse Injektionen von Farbstoffen am lebenden Organismus ein. Er entdeckte die Methylenblaufärbung der lebenden Nervensubstanz und lieferte ein vorzügliches Verfahren zum Nachweis der Tuberkelbakterien. Ferner beschrieb er als neue Harnprobe die Diazoreaktion und stellte durch seine serologischen Untersuchungen in der Seitenkettentheorie die Immunitätslehre auf eine neue theoretische Basis. Er prägte die Grundbegriffe der aktiven und passiven Immunität. Als Schöpfer der modernen Chemotherapie hat er mit seinen Mitarbeitern das Salvarsan entwickelt als Heilmittel gegen die Syphilis, das Rückfallfieber, die Frambösie u. a. Krankheiten. Ehrlich wurde mit Ehren überschüttet und erhielt 1908 den Nobelpreis.

Literatur: Paul Ehrlich, Festschrift zum 60. Geburtstag (1914); de Kruif: Mikrobenjäger (5. Aufl. 1935); H. Loewe: Paul Ehrlich, Schöpfer der Chemotherapie (1950); H. E. Sigerist: Große Ärzte (3. Aufl. 1954).

*

v. Behring, Emil (1854—1917), 1880 Militärarzt, dann Assistent am Berliner Hygiene-Institut, ging 1890 zu Koch an das neue Institut für Infektionskrankheiten. 1894 wurde er Professor für Hygiene in Halle und 1895 in Marburg. Er befaßte sich vorwiegend mit Immunitätsfragen und wurde der Begründer der Serumtherapie. So fand er im Blutserum diphtheriekranker Tiere das Diphtherieantitoxin, das sowohl im Tierkörper wie im Reagensglas die Fähigkeit besitzt, Diphtherietoxin zu binden. Es haben also Tiere, die mit Diphtheriegift immunisiert worden sind, große Mengen Antitoxin in ihrem Blut. So erkannte Behring, daß dieses Diphtherieantitoxin, dem Menschen eingespritzt, einen Heilwert besitzt, wenn die Krankheit bereits ausgebrochen ist, da hiermit dem Organismus, der selber Antitoxin bildet, künstlich nachgeholfen wird, die Toxine zu binden und schließlich die Krankheit abzuwehren. Es wurde somit die passive Immunisierung geschaffen.

Die Diphtherie, die eine der gefürchtetsten Kinderkrankheiten war, hatte ihre Schrecken verloren. Die Sterblichkeit betrug im Jahre 1925 nur noch 10% derjenigen vom Jahre 1877. Das gleiche Prinzip der Serumtherapie wandte Behring beim Tetanus an nach der Entdeckung des spezifischen Antitoxins. Er schrieb u. a. die Geschichte der Diphtherie 1893 und eine „Einführung in die Lehre von der Bekämpfung der Infektionskrankheiten". Behrings Verdienste wurden öffentlich anerkannt durch Verleihung des Nobelpreises im Jahre 1901.

Literatur: H. Zeiß und R. Bieling: Behring (1940); P. Schaaf: R. Koch und Emil v. Behring, Ursprung und Geist einer Forschung (1944); H. E. Sigerist: Große Ärzte (3. Aufl. 1954).

*

Neisser, Albert (1855—1916), Professor der Dermatologie in Breslau, entdeckte 1879 den Erreger der Gonorrhoe, den Gonococcus, und beschrieb den von Hansen entdeckten Leprabazillus mit Hilfe der modernen Färbemethoden. Als einer der ersten vertrat er die Ansicht, daß der Lupus vulgaris tuberkulöser Natur ist. Er befaßte sich hauptsächlich mit der Bekämpfung der Geschlechtskrankheiten (Untersuchung der Prostituierten, Ehekonsens) und mit bakteriologischen Fragen. Aut mehreren Forschungsreisen nach Batavia erweiterte er seine Studien über die Syphilis. 1902 gründete er die „Deutsche Gesellschaft zur Bekämpfung der Geschlechtskrankheiten".

Literatur: Blaschke, Mitteilungen der Deutschen Gesellschaft zur Bekämpfung der Geschlechtskrankheiten, Bd. 14 (1916).

*

Freud, Sigmund (1856—1939), Professor für Nervenleiden in Wien und Begründer der Psychoanalyse. Er studierte in Paris und Nancy seelische Erkrankungen ohne organischen Befund (Neurosen, Hysterien, Suggestionen und Hypnosen). Die von ihm entwickelte analytische Methode führte zu völlig neuen Einsichten in die Triebdynamik; es setzte sich mit ihm der Begriff des Unterbewußten in der Psychologie durch. Diese Theorie umgreift fast alle Gebiete des Kulturlebens. Freud erhielt 1930 den Goethepreis, wurde 1936 Foreign Member der Royal Society, London, und emigrierte 1938 nach London.

Literatur: Gesammelte Werke, 18 Bde. (London 1940); C. E. Maylan: Freuds tragischer Komplex (1929); F. Wittels: Freud and His Time (New York 1931); L. Andreas-Salomé: Mein Dank an Freud (Wien 1931); E. Ludwig: Der entzauberte Freud (1946).

*

Bechterew, Wladimir (1857—1927), russischer Psychiater und Neurologe, Professor in Petersburg, beschrieb eine Einzelform der Arthritis deformans der Wirbelsäule, bekannt als Bechterewsche Krankheit.

Literatur: Autobiographie: Die Medizin der Gegenwart in Selbstdarstellungen, 6 (1927).

*

v. Müller, Friedrich (1858—1941), Professor für innere Medizin in Bonn, Breslau, Marburg, Basel und München; er war einer der hervorragendsten Kliniker und Universitätslehrer der jüngsten Vergangenheit. Seine Studien erstreckten sich besonders auf die Erkrankungen des Stoffwechsels, des Nervensystems, der Atmungsorgane und der Nieren. Auf der Naturforscherversammlung in Meran 1905 stellte er den Begriff der Nephrose auf, womit er die degenerativen Erkrankungen der Niere bezeichnete. Das von ihm mit seinem Würzburger Kollegen Otto Seifert verfaßte „Taschenbuch der medizinisch-klinischen Diagnostik" erfreut sich noch heute großer Beliebtheit.

Literatur: Thannhauser: Friedrich von Müller zum 70. Geburtstag (Dtsch. med. Wschr., 54. Jahrg., 1928); F. v. Müller, Lebenserinnerungen (1951); H. E. Sigerist: Große Ärzte (3. Aufl. 1954).

*

Curie, Pierre (1859—1906), Professor der Physik an der Sorbonne in Paris und Mitglied der Akademie der Wissenschaften. Er entdeckte neben aufschlußreichen Untersuchungen über das Verhalten paramagnetischer und ferromagnetischer Stoffe gemeinsam mit seiner Frau Marie Curie und Professor Becquerel die radioaktiven Elemente Polonium und Radium. Alle drei gemeinsam erhielten hierfür 1903 den Nobelpreis für Physik.

Literatur: Mme. Curie: Pierre Curie (Wien 1950).

*

Schleich, Karl-Ludwig (1859—1922), Chirurg in Berlin, teilte auf dem Chirurgenkongreß 1892 die von ihm erfundene Infiltrationsanästhesie mit, die erste brauchbare Methode der örtlichen Schmerzbetäubung. Aus ihr entwickelte sich die örtliche Schmerzverhütung weiter, wodurch die allgemeine Narkose bedeutend eingeschränkt wurde. 1894 verfaßte er die Schrift „Schmerzlose Operationen. Örtliche Betäubung mit indifferenten Flüssigkeiten".

Schleich ist auch als Schriftsteller sehr bekannt geworden, besonders durch sein Werk „Von der Seele“ (1910, 29. Aufl. 1928); „Es läuten die Glocken“ (1912, 84. Aufl. 1930) und durch die Selbstbiographie „Besonnte Vergangenheit“ (1921, 206.—855. Tausend 1930).

*

Döderlein, Albert (1860—1941), Professor für Gynäkologie in Groningen, Tübingen und München, und Direktor der dortigen Frauenkliniken. Er hat richtunggebend über die bakterielle Scheidenflora sowie über die Bakteriologie des Wochenbetts gearbeitet und die Gummihandschuhe in die Geburtshilfe eingeführt. Im übrigen hat er sich Verdienste um die Verhütung des Kindbettfiebers und die Schmerzbekämpfung in der Geburt erworben. Auch die Technik geburtshilflicher (Kaiserschnitt) und gynäkologischer Operationen (Myom- und Krebsoperationen) hat er weiter ausgebaut und die Strahlentherapie bei Krebs gefördert.

Literatur: W. Stoeckel: Albert Döderlein: Zbl. f. Gynäkol., 66 (1942).

*

v. **Krehl,** Ludolf (1861—1937), Professor für innere Medizin in Jena, Marburg, Greifswald, Göttingen, Straßburg und Heidelberg, schuf eine neue Betrachtungsweise der klinischen Probleme und hat besonders die Physiologie und Pathologie des Kreislaufs und der Wärmeregulation entscheidend gefördert. Er wurde 1931 Direktor des Instituts für Pathologie am Kaiser-Wilhelm-Institut für medizinische Forschung.

Literatur: R. Siebeck: Patholog. Physiologie und Klinik, Ludolf v. Krehl zum 70. Geburtstag (1932); V. v. Weizsäcker: Ludolf v. Krehl (1937).

*

Bier, August (1861—1949), Professor der Chirurgie in Greifswald, Bonn und Berlin, ein hervorragender Operateur, führte die Rückenmarksanästhesie nach Versuchen am eigenen Körper ein. Er arbeitete grundlegend über Heilung und Regeneration von Wunden und trat für die Hyperämie als Heilmittel (Biersche Stauung durch Gummibinde bzw. Saugglocke) ein. Als Förderer der Leibesübungen, besonders auch bei Kriegsversehrten, wurde er 1920 erster Rektor der Hochschule für Leibesübungen in Berlin. Außerdem erkannte er die Berechtigung der Homöopathie in den ihr gezogenen Grenzen an und stärkte das Vertrauen zu den Heilkräften der Natur. Er war führend und richtunggebend in den neuesten Auffassungen von der Medizin und befaßte sich grundlegend mit dem Leib-Seele-Problem in seinem 1939 erschienenen Buch „Die Seele".

Literatur: K. Vogeler: August Bier (1941).

*

Widal, Ferdinand (1862—1929), Professor für Pathologie und für innere Medizin in Paris. Bei der Beschäftigung mit der Typhusschutzimpfung verfolgte er den Gedanken Grubers, indem er die Typhusagglutinationsprobe für die klinische Diagnostik verwirklichte, bekannt als Gruber-Widalsche Reaktion. Während des ersten Weltkrieges wurde die von ihm eingeführte Typhusschutzimpfung in allen Armeen zwangsweise durchgeführt. Bedeutsam sind auch seine Forschungen über die funktionelle Diagnostik der Nierenkrankheiten.

Literatur: A. Lemierre in Journal d'urologie médicale et chirurgicale, Bd. 27 (1929); C. Achard im Progrès médical, Bd. 44 (1929).

*

Braun, Heinrich (1862—1934), Chirurg und Chefarzt des damals Kgl. sächs. Krankenstifts in Zwickau, hat sich besonders um den Ausbau der Lokalanästhesie — Verbindung von Novocain mit Suprarenin — verdient gemacht, sowie um das Problem der Lagerung verletzter und erkrankter Gliedmaßen (Braunsche Schiene). An dem großen Werk „Chirurgische

Operationslehre“ von Bier, Braun und Kümmell war er mit dem Beitrag „Allgemeine Operationslehre“ beteiligt.

Literatur: Medizin der Gegenwart in Selbstdarstellungen, Bd. 5 (1925); D. Kulenkampff: Münch. med. Wschr., Jg. 81 (1934).

*

Calmette, Albert (1863—1933), Professor der Hygiene und Bakteriologie und Direktor des Pasteurschen Instituts in Lille, später Abteilungsleiter im Pariser Pasteur-Institut, führte die sogenannte BCG-Schutzimpfung (Bacille Calmette-Guérin) gegen Tuberkulose ein. Der von ihm hergestellte Impfstoff enthält durch viele wiederholte Überimpfungen avirulent gemachte Tuberkelbazillen. Diese Impfung bewährt sich in zunehmendem Maße im Kampf gegen die Tuberkulose.

Literatur: Calmette: Die Schutzimpfung gegen Tuberkulose mit BCG (1929).

*

His, Wilhelm (1863—1934), Professor der inneren Medizin in Basel, Göttingen und Berlin, Sohn des Professors der Anatomie Wilhelm His (förderte die Histologie und Embryologie), beschrieb 1893 das nach ihm benannte Muskelbündel (Hissches Bündel) im Reizleitungssystem des Herzens an der Kammerscheidewand. Er ist der Verfasser vielseitiger klinischer Arbeiten, insbesondere über Herz- und Kreislauferkrankungen, und schrieb eine Geschichte der medizinischen Klinik in Leipzig und eine Lebensbeschreibung seines Vaters.

Literatur: v. Schilling: Arch. Klin. Med., 177 (1935).

*

Czerny, Adalbert (1863—1941), Kinderarzt und Professor in Breslau, Straßburg und Berlin, war einer der Begründer der modernen Kinderheilkunde. Er verfaßte zahlreiche Arbeiten über die Ernährung des Säuglings- und Kindesalters und ihre Störungen. Ferner begründete er die Lehre von der exsudativen Diathese.

Literatur: G. Bessau: Adalbert Czerny, Monatsschrift für Kinderheilkde., 89 (1941).

*

Wertheim, Ernst (1864—1920), Professor für Geburtshilfe und Gynäkologie an der Frauenklinik Wien. Ihm gelang es, einen für die Reinkultur und Weiterverimpfung brauchbaren Nährboden für den Gonokokkus zu finden. Er vervollkommnete im Kampf mit dem Uteruskarzinom die abdominale Radikaloperation (Wertheimsche Operation) und förderte in unermüdlicher Arbeit auch die vaginale Operationstechnik.

*

Wenckebach, Karel Frederik (1864—1940), Professor für innere Medizin in Groningen, Straßburg und Wien. Neben den Arbeiten auf embryologischem Gebiet beschäftigte er sich später hauptsächlich mit dem Studium der Pathologie und Klinik der Herz- und Kreislaufkrankheiten („die unregelmäßige Herztätigkeit und ihre klinische Bedeutung"). Nach ihm sind das Wenckebachsche Bündel und die Wenckebachschen Perioden benannt.

*

Kruse, Walther (1864—1943), Professor der Hygiene in Königsberg, Bonn und Leipzig, arbeitete über Protozoen und die Bakteriologie der Darmerkrankungen. 1900 gelang es ihm, zusammen mit dem Japaner Shiga, den Ruhrbazillus, den Shiga-Kruse-Bazillus, zu finden.

*

Wassermann, August (1866—1925), Vorstand der Abteilung für experimentelle Therapie und Biochemie des Kochschen Instituts für Infektionskrankheiten in Berlin, 1913 Professor und Leiter des Instituts für experimentelle Therapie der Kaiser-Wilhelm-Gesellschaft Berlin-Dahlem. Er war wesentlich am Aufbau der modernen Immunitätslehre beteiligt und entdeckte die nach ihm benannte Blutreaktion bei Syphilis (Wassermannsche Reaktion), durch die er weltbekannt wurde. Auch die Tuberkulose und Krebsforschung hat er sehr gefördert.

Literatur: Nachruf von R. Kraus: Seuchenbekämpfung, Jahrg. 2 (1925), und E. Friedberger, Zschr. f. Immunitforsch., Bd. 43 (1925).

*

Aschoff, Ludwig (1866—1942), Professor für pathologische Anatomie in Marburg und Freiburg i. Br., wurde bekannt durch seine Studien zusammen mit dem Japaner Tawara über das Reizleitungssystem und die Entdeckung der „rheumatischen Knötchen" (Aschoff-Tawarascher Knoten) in dem von Wilhelm His jr. beschriebenen Herzmuskelbündel. Außerdem stellte er das retikulo-endotheliale Zellsystem auf, das für die Klärung des Stoffwechsels und die Immunitätslehre große Bedeutung erhielt. Er lieferte ferner Beiträge zur Ätiologie der Gallensteine, der Blinddarmentzündung, des Magengeschwürs und der Gelbsucht. 1936 übernahm er einen Lehrauftrag für Geschichte der Medizin und veröffentlichte mit Diepgen zusammen medizingeschichtliche Zeittafeln.

Literatur: F. Büchner: Gedenkrede auf Ludwig Aschoff am 5. 12. 43 (1946).

*

Curie, Marie (1867—1934), Chemikerin polnischer Herkunft in Frankreich, Gattin von Pierre Curie, mit dem sie einen Teil ihrer Untersuchungen gemeinsam durchführte. Sie entdeckte als radioaktive Elemente das nach ihrer Heimat benannte Polonium und das Radium. Sie erhielt gemeinsam mit Professor Becquerel und ihrem Mann 1903 den Nobelpreis für Physik. Für die gelungene Reindarstellung des Radiums aus großen Mengen Joachimstaler Pechblende und die Bestimmung der Eigenschaften dieses Elements erhielt sie außerdem 1911 den Nobelpreis für Chemie.

Literatur: Die Radioaktivität (1912); P. Ullrich: Marie Curie (1948); E. Curie: Marie Curies Leben und Wirken (Wien 1937, Neuaufl. 1952); Roman von R. Brunngraber: Radium (1936, Neuaufl. 1950).

*

Lexer, Erich (1867—1938), Professor der Chirurgie in Königsberg, Jena, Freiburg und München, Schüler von Ernst v. Bergmann, ist besonders als Förderer der plastischen Chirurgie hervorgetreten. Er schrieb neben zahlreichen Handbuchbeiträgen u. a. das zweibändige Werk: „Die gesamte Wiederherstellungschirurgie“ und gab das in vielen Auflagen erschienene „Lehrbuch der allgemeinen Chirurgie“ heraus.

*

Landsteiner, Karl (1868—1943), Professor der pathologischen Anatomie in Wien, wurde 1922 als Mitglied der Rockefeller-Institute for Medical Research nach New York berufen. Seine Untersuchungen über die Agglutinationserscheinungen des normalen menschlichen Blutes führten zur Aufstellung der verschiedenen Blutgruppen, wodurch die unentbehrliche Grundlage für die Transfusionstherapie geschaffen war. Sehr bedeutend sind auch seine Studien über die Wirkungen hämolytischer Sera und über die paroxysmale Kältehämoglobinurie. Ihm gelang außerdem die Übertragung des Virus der Poliomyelitis auf Affen. Auch über die Serumdiagnostik der Syphilis hat er grundlegende Arbeiten veröffentlicht. Er erhielt 1930 den Nobelpreis.

*

Perthes, Georg (1869—1927), Professor der Chirurgie in Leipzig und Tübingen, förderte die Kieferchirurgie und beschrieb 1910 eine meist bei Knaben im 5.—12. Lebensjahre auftretende Erkrankung im Kopf des Oberschenkels, eine deformierende juvenile Knochen- und Knorpelentzündung der Hüfte, die Osteochondritis deformans juvenilis (Perthessche Krankheit), die vermutlich auf einer Störung der Verknöcherung beruht. Der hinkende Gang ist ähnlich dem bei einer angeborenen Hüftgelenksverrenkung.

*

Cushing, Harvey (1869—1939), Professor der Chirurgie an der Harvard-Universität, entdeckte die nach ihm benannte Krankheit, das Cushing-Syndrom. Dessen Zeichen sind Fettsucht (ohne Gliedmaßen), Amenorrhoe oder Impotenz, Hypertrichose, Osteoporose und Kyphose und rote Streifen an Brust und Bauch als Folge basophiler Adenome der Hypophyse. Er gab außerdem die Behandlung von Lähmungen durch Nervenanastomose sowie die endoneurale Leitungsanästhesie an und hat viel veröffentlicht auf dem Gebiet der Chirurgie, Inneren Sekretion und Geschichte der Anatomie.

Literatur: E. H. Thomson: Harvey Cushing, Surgeon, author, artist (N.Y. 1950); H. E. Sigerist: Große Ärzte (3. Aufl. 1954).

*

Schaudinn, Fritz (1871—1906), Zoologe und Privatdozent an der Universität Berlin, befaßte sich mit der Erforschung der Malaria und wurde Leiter der Sonderabteilung der Protozoenforschung beim Institut für Tropenkrankheiten in Hamburg. 1905 entdeckte er zusammen mit Erich Hoffmann den lange gesuchten Erreger der Syphilis, die Spirochaete pallida und stellte außerdem fest, daß der Erreger der tropischen Ruhr die Amoeba histolytica ist. Von einer Expedition ins nördliche Eismeer brachte er bedeutende Erkenntnisse über die arktische Fauna mit. Zu seinem Andenken wurde die Fritz-Schaudinn-Medaille gestiftet, die für hervorragende Arbeiten in Mikrobiologie durch das Institut für Tropenkrankheiten verliehen wird.

Literatur: Winter: Fritz Schaudinn (Zoolog. Anz., Bd. 30, 1906); Heider: Fritz Schaudinn (1906); Max Hartmann: Fritz Schaudinn (Naturwissenschaften, Jahrg. 18, 1930); Olpp: Hervorragende Tropenärzte (1932).

*

Naegeli, Otto (1871—1938), Professor für innere Medizin und Direktor der medizinischen Klinik in Zürich; arbeitete hauptsächlich über die Blutkrankheiten (Blutkrankheiten und Blutdiagnostik, 1908). Er beschäftigte sich auch mit Unfallneurosen und der Konstitutionslehre. Nebenbei war er Mitarbeiter von Aschoffs Pathologischer Anatomie und des Handbuches der Krankheiten des Blutes und der blutbildenden Organe.

*

Stoeckel, Walter (geb. 1871), Professor der Gynäkologie und Geburtshilfe in Marburg, Kiel, Leipzig und Berlin, Direktor der Universitätsfrauenklinik Berlin, hat sich große Verdienste um die Entwicklung der Geburtshilfe und Gynäkologie in der neueren Zeit erworben. Er hat sich besonders mit dem Ausbau der gynäkologischen Urologie befaßt. Abgesehen von über 250 Einzelarbeiten sind seine Lehrbücher der Gynäkologie und Geburtshilfe noch heute die Standardwerke auf diesem Gebiet. Der über die Grenzen Deutschlands hinaus anerkannte Wissenschaftler und Universitätslehrer lebt emeritiert im Ruhestand.

*

Volhard, Franz (1872—1950), Professor der inneren Medizin in Halle und Frankfurt, Ehrendoktor zahlreicher in- und ausländischer Universitäten, hat sich besonders mit dem Studium des Magens (entdeckte das fettspaltende Ferment), des Herzens und der Nieren befaßt. Nach ihm sind der Volhardsche Wasserversuch und das Volhardsche Ölfrühstück benannt. Von seinen zahllosen Publikationen sind die Handbuchbearbeitungen des Kapitels „Niere und ableitende Harnwege“ in zwei umfangreichen Bänden und seine auf vielen Kongressen gehaltenen fesselnden Referate über Nieren-, Herz- und Kreislaufthemen von besonderer Bedeutung. Er war ein international anerkannter Wissenschaftler und überragender Hochschullehrer. Zwei Jahre vor Erreichen des 80. Lebensjahres ist er an den Folgen eines schweren Autounfalls ums Leben gekommen.

Literatur: H. E. Bock, „Neue Medizinische Welt" (1950); K. Stern, „Die Medizinische" (1952).

*

v. Pirquet, Clemens -Freiherr- (1874—1929), Professor der Kinderheilkunde in Baltimore, Breslau und Wien. Er entdeckte 1906 die von ihm so benannte Allergie und erfand die Tuberkulinreaktion, eine Kutanreaktion mit Tuberkulin auf Tuberkulose, die als Hilfsmittel bei der Erkennung der kindlichen Tuberkulose weit verbreitet ist. Von großer Bedeutung sind auch seine Studien über die Serumkrankheit und das Ernährungsproblem. Er gründete die Österreichische Gesellschaft für Volksgesundheit und wurde an die Spitze des Volksbundkomitees für Säuglingsfürsorge in Genf berufen.

Literatur: Nachruf v. Czerny in der Dtsch. Med. Wschr., 55. Jg. (1929).

*

Fischer, Eugen (geb. 1874), Professor der Anatomie und Anthropologie in Würzburg, Freiburg und Berlin, Direktor des Kaiser-Wilhelm-Instituts in Berlin, befaßte sich mit der menschlichen Erblehre und Eugenik. Er erbringt durch die Erforschung der Rehobother Bastardbevölkerung am Menschen den Nachweis der Vererbung der Rassenmerkmale nach den Mendelschen Regeln. Mit E. Baur (Einführung in die experimentelle Vererbungslehre) und F. Lenz zusammen hat er das bekannte Werk über die menschliche Erblehre verfaßt.

*

Sauerbruch, Ferdinand (1875—1951), Professor der Chirurgie in Zürich, München und Berlin, Schüler von Mikulicz und

Deutschlands größter Chirurg. Er ermöglichte durch sein Druckdifferenzverfahren in der pneumatischen Kammer die Entwicklung der Thoraxchirurgie. Außerdem erfand er eine Methode, um nach Armamputation angelegte Prothesen durch Verbindung mit Muskelstümpfen willkürlich beweglich zu machen. Er veröffentlichte neben seinen großen Handbuchbeiträgen über die „Chirurgie des Brustfells" und die „Chirurgie der Lungen" sein zweibändiges Werk „Willkürlich bewegbare künstliche Hand" und sein größtes Werk in mehreren Bänden die „Chirurgie der Brustorgane". Seine stets überfüllten Vorlesungen waren ungeheuer fesselnd; er war ein Meister der Improvisation, ein teils beliebter, teils gefürchteter Hochschullehrer, ein geschickter und schneller Operateur, der nicht nur von sich selbst, sondern auch von seinen Mitarbeitern das Letzte forderte. Als internationale Kapazität wurde er häufig von Staatsoberhäuptern und berühmten Persönlichkeiten zu Konsultationen und Operationen in die verschiedensten Länder gerufen.

Literatur: Selbstbiographie „Das war mein Leben" (1951); H. E. Sigerist: Große Ärzte (3. Aufl. 1954).

*

Rollier, August (1874—1954), Schüler von Kocher und Professor h. c. der Universität Lausanne, wandte sich der Tuberkuloseforschung zu, insbesondere der chirurgischen Behandlung der Knochen- und Gelenktuberkulose und schuf in Leysin eine große Heilstätte für Sonnenlichtbehandlung. Er ist einer der Pioniere der Heliotherapie in der Tuberkulosebehandlung unter besonderer Berücksichtigung ihrer chirurgischen Formen.

*

Schweitzer, Albert (geb. 1875), Theologe, Philosoph, Arzt und Musiker. War nach seiner Ausbildung in der Theologie bereits bekanntgeworden durch große theologische Werke, wie z. B. „Das Abendmahlsproblem“ und „Geschichte der Leben-Jesu-Forschung“ sowie durch seine musikalischen Schriften, besonders durch das Werk „Deutsche und französische Orgelbaukunst und Orgelkunst“, das er als hervorragender Organist und Bachinterpret verfaßte. Nachdem er mit 31 Jahren das medizinische Studium aufgenommen und 1912 promoviert hatte, begab er sich zur Ausübung seiner humanitären Tätigkeit in die Missionsstation Lambarene am Ogowe nach Äquatorialafrika, wo er ein Negerhospital gründete. Mit Unterbrechungen während und nach den beiden Weltkriegen führte er dort den Kampf gegen Schlafkrankheit, Aussatz und andere Krankheiten. 1928 verlieh ihm die Stadt Frankfurt den Goethepreis. In einem für Europäer kaum erträglichen Klima setzt er noch heute mit über 80 Jahren seine anstrengende ärztliche Tätigkeit fort, ohne dabei seine kulturphilosophischen Studien vernachlässigt zu haben. Als Leitmotiv seiner Philosophie gilt ihm die Ehrfurcht vor dem Leben, die höchste Ethik ist ihm die Hilfsbereitschaft. 1954 erhielt er den Friedensnobelpreis.

Literatur: Selbstbiographie: Aus meiner Kindheit und Jugendzeit (1924); Zwischen Wasser und Urwald: Erlebnisse und Beobachtungen eines Arztes im Urwald Äquatorialafrikas (1925); Mitteilungen aus Lambarene (1925 bis 1928); M. Werner: Albert Schweitzer und das freie Christentum (1924); O. Kraus: Albert Schweitzer, sein Werk und seine Lebensanschauungen (1926).

*

Windaus, Adolf (geb. 1876), Chemiker, Professor in Freiburg, Innsbruck und Göttingen, befaßte sich als Direktor des Allgem. Chem. Universitätslaboratoriums mit der Untersuchung und Konstitutionsaufklärung des Cholesterins. Ferner arbeitete er über Sterine, Gallensäuren und Alkaloide und auch über Vitamine. Er entwickelte die Behandlung der Rachitis mit ultraviolett bestrahltem Ergosterin und erhielt 1928 den Nobelpreis.

*

v. Bergmann, Gustav (geb. 1878), Sohn des Chirurgen Ernst v. Bergmann, Professor der inneren Medizin in Marburg, Frankfurt, Berlin und München, ist der Mitbegründer des funktionellen Denkens in der Heilkunde (funktionelle Pathologie) und lieferte wertvolle Arbeiten zur Genese des Magengeschwürs (Lehre vom neurogenen Ulkus) und zur Klinik der Leber- und Gallenerkrankungen. Er wirkte 1954 noch als kommissarischer Direktor der II. Medizinischen Universitätsklinik München.

Literatur: Selbstbiographie, 1953.

*

Diepgen, Paul (geb. 1878), Gynäkologe, Professor für Geschichte der Medizin in Freiburg, Berlin und Mainz, Direktor des Instituts für Geschichte der Medizin und Naturwissenschaften in Berlin. Er hat sich besonders dem Studium der historischen Entwicklung der Heilkunde und des ärztlichen Lebens gewidmet und hat zahlreiche Forschungen auch über die Beziehungen der Medizin zur Kulturgeschichte veröffentlicht. Zu seinen Hauptwerken zählt die „Geschichte der Medizin" (1938—1954). Mit Aschoff zusammen gab er eine „Übersichtstabelle zur Geschichte der Medizin" heraus. Seit 1947 lebt er in Mainz.

*

Fleming, Alexander, Sir (1881—1955), englischer Bakteriologe und Professor in London, fand während seiner Tätigkeit am bakteriologischen Laboratorium das Penicillin, ein Schimmelpilzerzeugnis, das mit seiner unverzüglichen Heilwirkung bei den verschiedensten Infektionen eine neue Ära in der Therapie der ansteckenden Krankheiten einleitete. Er erhielt hierfür 1945 den Nobelpreis für Medizin.

Literatur: Clauberg, Zum Tode des Penicillin-Entdeckers Sir Alexander Flemings, Berliner Gesundheitsblatt 1955.

*

Kretschmer, Ernst (geb. 1888), Professor der Psychiatrie und Neurologie in Marburg und Tübingen, wo er z. Zt. noch Direktor der Universitätsnervenklinik ist. Er ist besonders bekanntgeworden durch seine Untersuchungen über Körperbau und Charakter. Bei der Erforschung der menschlichen Konstitution stellte er eine Typengliederung auf, die heute maßgeblich ist. Unter seinen zahlreichen Veröffentlichungen befinden sich auch solche aus den Gebieten der Psychologie und Psychotherapie.

*

Domagk, Gerhard (geb. 1895), Professor der Pathologie und Bakteriologie, Leiter der Abteilung für experimentelle Pathologie der Farbenfabriken Bayer AG., Elberfeld, förderte die Chemotherapie der akuten Infektionskrankheiten und besonders der Tuberkulose durch seine grundlegenden Arbeiten über die elektive Wirkung des Prontosils auf Streptokokken; hierdurch wurden der Chemotherapie neue Möglichkeiten eröffnet. Auch die Chemotherapie des Krebses wird bearbeitet. Domagk erhielt 1939 den Nobelpreis für Medizin und wurde Ritter der Friedensklasse des Pour le mérite.

*

v. Verschuer, Otmar (geb. 1896), Leiter der Abteilung für menschliche Erblehre am Kaiser-Wilhelm-Institut für Anthropologie, menschliche Erblehre und Eugenik, später Professor für Humangenetik, jetzt Direktor des Universitätsinstituts für Humangenetik in Münster. Er hat sich besondere Verdienste um die Zwillingsforschung erworben. So schrieb er u. a. über „Die biologischen Grundlagen der menschlichen Mehrlingsforschung“ und „Die Zwillingsforschung als Methode der Genetik von Menschen“ und gab damit grundlegende Beiträge zum Konstitutionsproblem aus den Ergebnissen der Zwillingsforschung.

*

Butenandt, Adolf (geb. 1903), Chemiker, Professor für physiologische Chemie, Direktor des Kaiser-Wilhelm-Instituts für Biochemie in Berlin, seit 1945 in Tübingen, wurde durch seine Hormonforschungen bekannt. So stellte er das Follikelhormon Oestron bzw. das Androsteron in kristallisierbarer Form dar. Ihm gelang die Isolierung und Konstitutionsermittlung der Geschlechtshormone, wofür er 1939 den Nobelpreis für Chemie erhielt.

*

Namen-Verzeichnis

Äskulap 7
Addison, Thomas 24
Aschoff, Ludwig 55
Auenbrugger, Leopold 18

v. Basedow, Karl 26
Bechterew, Wladimir 49
v. Behring, Emil 48
v. Bergmann, Ernst 40
v. Bergmann, Gustav 62
Bernard, Claude 29
Bichat, Xavier 22
Bier, August 51
Biermer, Anton 36
Billroth, Theodor 39
Boerhaave, Hermann 15
Braun, Heinrich 52
Butenandt, Adolf 64

Calmette, Albert 53
Chopart, Francois 18
Credé, Karl Sigismund 31
Curie, Pierre 50
Curie, Marie 55
Curschmann, Heinrich 44
Cushing, Harvey 57
Czerny, Adalbert 53

Desault, Peter 19
Diepgen, Paul 62
Döderlein, Albert 51
Domagk, Gerhard 63
Dunant, Henry 38
Dupuytren, Guillaume 22

Eberth, Karl 40
Ehrlich, Paul 47
Erb, Wilhelm Heinrich 41
v. Esmarch, Friedrich 36

v. Fehling, Hermann 28
Fischer, Eugen 59
Fleming, Alexander, Sir 62
Frank, Johann Peter 19
Fraenkel, Albert 44
Freud, Sigmund 49

Gaffky, Georg 46
Galenus 8
Glisson, Franz 13
v. Graaf, Regner 15
v. Graefe, Albrecht 37

v. Haller, Albrecht 17
Hahnemann, Samuel 20
Harvey, William 12
Heister, Lorenz 16
Hegar, Alfred 39
v. Helmholtz, Hermann 31
Henle, Jakob 27
Hippokrates 7
His, Wilhelm 53
Hodgkin, Thomas 25
Hufeland, Christoph Wilhelm 21
Hunter, John 18

Jenner, Edward 19

Kitasato, Shibasaburo 47
Kneipp, Sebastian 32
Koch, Robert 41
Kocher, Emil Theodor 41
v. Krehl, Ludolf 51
Kretschmer, Ernst 63
Kruse, Walter 54
Kußmaul, Adolf 36

Landsteiner, Karl 56
Laennec, René 23
v. Langenbeck, Bernhard 28
Larrey, Dominigue Jean 21
van Leeuwenhoek, Antony 14
Lexer, Erich 56
Lisfranc, Jacques 24
Lister, Josef 37
Loeffler, Friedrich 46

Malpighi, Marcello 14
Mendel, Gregor Johann 34
Metschnikoff, Elias 43
v. Mikulicz-Radecky, Johann 45
Möbius, Paul 46
Morgagni, Giovanni Battista 16
Müller, Johannes 26
v. Müller, Friedrich 50

Naegele, Franz Karl 23
Naegeli, Otto 58
Neisser, Albert 48

Paracelsus 9
Paré, Ambroise 11
Parkinson, James 20
Pasteur, Louis 34
Pawlow, Iwan Petrowitsch 45
Perthes, Georg 56
v. Pettenkofer, Max 30
v. Pirquet, Clemens 59
Prießnitz, Vincenz 24
v. Purkinje, Johannes Evangelista 23

v. Recklinghausen, Friedrich 39
v. Röntgen, Wilhelm Conrad 43
Rokitansky, Karl 27
Rollier, August 60
Romberg, Moritz Heinrich 25

Sauerbruch, Ferdinand 59
Sauter, Johann 21
Schaudinn, Fritz 57
Schleich, Karl Ludwig 50
Schönlein, Johann Lukas 25
Schweitzer, Albert 60
Semmelweis, Ignaz Philipp 29
Stoeckel, Walter 58
Sydenham, Thomas 13

Trendelenburg, Friedrich 42
Trommer, Karl August 27

v. Verschuer, Otmar 63
Vesalius, Andreas 10
Virchow, Rudolf 32
Volhard, Franz 58

Wassermann, August 54
Weil, Adolf 44
Wenckebach, Karel Frederik 54
Werlhof, Paul Gottfried 17
Wertheim, Ernst 54
Widal, Ferdinand 52
Windaus, Adolf 61
Woehler, Friedrich 26

FSC
www.fsc.org
MIX
Papier | Fördert gute Waldnutzung
FSC® C083411

Zeitfracht Medien GmbH
Ferdinand-Jühlke-Straße 7
99095 Erfurt, Deutschland
produktsicherheit@kolibri360.de